Knaur

Prof. Dr. med. Dieter Felsenberg
Dr. Martin Runge

W0274754

Sanfter Muskelaufbau

Knaur

Prof. Dr. med. Dieter Felsenberg
Dr. Martin Runge

Sanfter Muskelaufbau

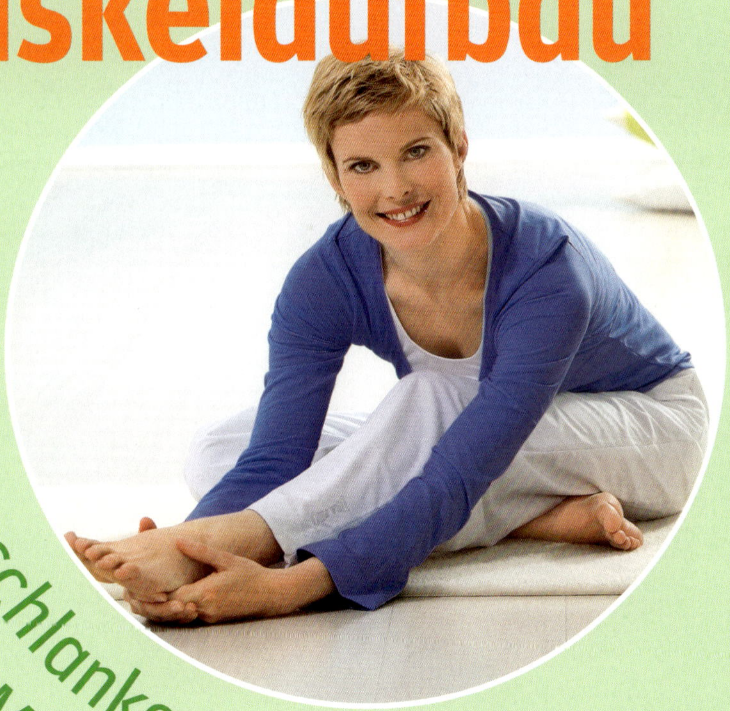

Jünger, schlanker und topfit

Leichte Mini-Workouts für zu Hause

Sanfter **Muskelaufbau**

Vorwort

Bewegung ist gesund – das weiß jeder. Doch sobald Sie sich intensiver mit dem Thema beschäftigen, tauchen eine Menge Fragen auf. Welcher Sport passt zu mir? Was hilft am besten? Worauf kommt es an, wenn ich älter werde? Was wirkt besonders gut gegen Osteoporose? Wie viel Bewegung ist gut, und wie viel ist zu viel?
Ziel unseres sanften Muskelaufbauprogrammes war eine wissenschaftlich begründete Auswahl der richtigen Komponenten. Denn Fitness besteht aus mehreren Bausteinen, die gleichermaßen wichtig sind: Kraft, Schnelligkeit, Beweglichkeit, Koordination und Ausdauer. Kein Element darf fehlen, wenn lebenslange Selbstständigkeit und Lebensfreude die Ziele sind. Auf die richtige Mischung kommt es an.

Balanced Fitness – das perfekte Training

Die Mini-Workouts unseres Programms wurden in wissenschaftlichen Studien überprüft. Die Auswahl erfolgte nicht nach persönlichem Ermessen. Sie ist das Ergebnis intensiver Forschung über unser Muskel-Knochen-System. Die Medizin kennt schließlich die Schwachstellen des Körpers beim Älterwerden: Muskelschwäche, Osteoporose, Stürze und Knochenbrüche. Und für das Programm wurden all jene Faktoren berücksichtigt, die diesen Gefahren vorbeugen. In zahlreichen Untersuchungen konnten wir feststellen, auf welche Muskeln es besonders ankommt, welche Form von Balancetraining das Risiko eines Alterssturzes effektiv vermindert und welche Übungen Knochen aufbauen. Das oberste Gebot dabei: Das Training soll Spaß machen, ungefährlich sowie jederzeit und überall durchführbar sein und keine teure Ausrüstung erfordern. Für unsere Mini-Workouts haben wir den Überbegriff »Balanced Fitness« gewählt: Sanfter Muskelaufbau ohne Stress, aber mit dauerhaftem Erfolg.

Leistung, Beweglichkeit, Balance und Ausdauer

Jede Fitnesskomponente hat eigene Trainingsregeln. Das Training von Kraft zum Beispiel folgt ganz anderen Richtlinien als das der Balance. Aber die Komponenten greifen ineinander: Kraft mal Schnelligkeit ist gemäß den Gesetzen der Physik Leistung. Und die ist der empfindlichste Wert, der beste Maßstab, um das reale Alter des Bewegungssystems zu erkennen. Machen Sie den Fitnesstest ab Seite 20 und überprüfen Sie Ihren Leistungsstand.
Warum ist Beweglichkeit (= Elastizität) so wichtig? Vor jeder schnellen Bewegung muss zunächst Energie in den elastischen Fasern der Muskeln und Sehnen gespeichert werden – wir spannen die Muskeln an wie einen Flitzebogen. Eine steife Muskulatur kann keine schnellen Bewegungen ausführen.
Auch unsere körperliche Balance wird schlechter, wenn sie nicht richtig trainiert

wird. Das Programm nimmt darauf Rücksicht und übt vor allem die Kontrolle der Körperposition zur Seite – eine besondere Schwachstelle älterer Menschen.
Ausdauer schließlich ist wichtig für Herz und Kreislauf. Ein hinreichendes Ausdauertraining verlängert das Leben, weil es das Risiko für Herzinfarkt und Schlaganfall deutlich mindert. Da es jedoch kein Bestandteil des Balanced-Fitness-Programms ist, finden Sie bei den einzelnen Mini-Workouts praktische Tipps und Anregungen für geeignete Ausdauersportarten.

Am Ball bleiben

Natürlich ist es nicht ganz einfach, nach vielen Jahren der Sportabstinenz (wieder) mit dem Training zu beginnen. Wir haben das Balanced-Fitness-Programm deshalb so gestaltet, dass Sie viele Übungen spielerisch in den Alltag einbauen können.

Das Wichtigste am Bewegungsprogramm ist jedoch das eigene Denken und Fühlen. Wer versteht, warum und wie trainiert werden muss, bleibt nachhaltig dabei. Schon Schiller schrieb: »Es ist der Geist, der sich den Körper baut.«
Und darauf kommt es am Ende an: Sie sollen zum Experten ihres eigenen Körpers werden und Balanced Fitness soll zur lebensbegleitenden Gewohnheit werden, zur selbstbestimmten Investition in den eigenen Körper. Eine Investition, die Sie selbst steuern und die Ihre Lebensqualität grundlegend verbessert: Es gibt nichts Gutes, außer man tut es.

Viel Spaß beim Üben, und bleiben Sie auf Ihren Beinen – ein Leben lang.

Dieter Felsenberg *Martin Runge*

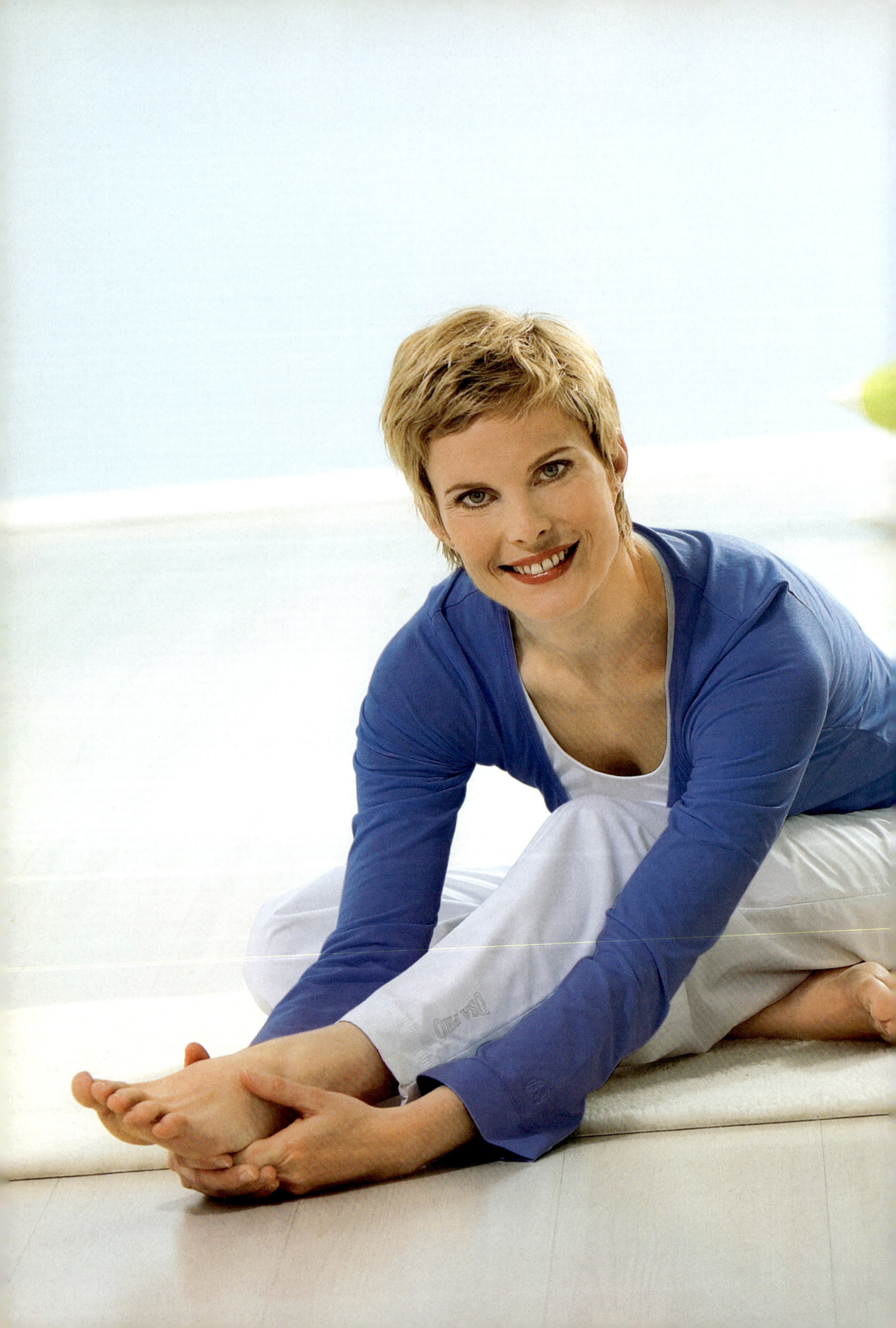

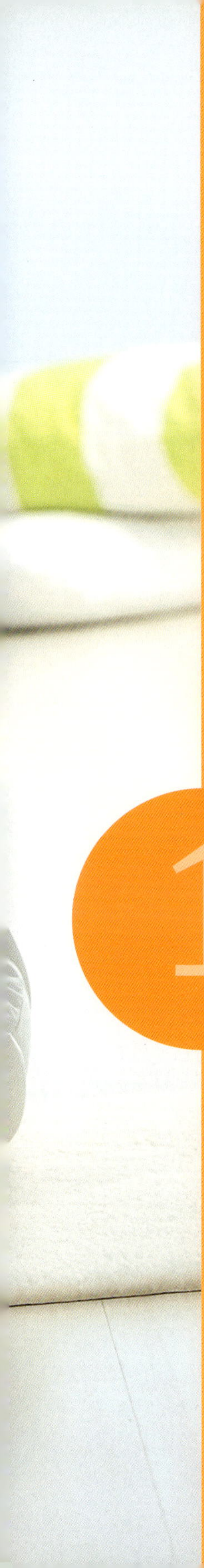

Das Balanced-Fitness-Prinzip

1

Balanced Fitness ist ein sanftes und wirkungsvolles Bewegungskonzept, das die Muskulatur bis in die letzte Faser kräftigt. Das Besondere an diesem wissenschaftsbasierten Training ist, dass die Mini-Workouts individuell angepasst werden können, sodass sogar Menschen mit körperlichen Einschränkungen sie problemlos durchführen können.

Der sanfte Weg zu starken Muskeln

Ein Fitnessprogramm, das die gesamte Muskulatur stärkt, ohne dass man sich dabei völlig auspowern muss – klingt zu schön, um wahr zu sein. Dennoch ist es so. Lesen Sie auf den folgenden Seiten, was es mit Balanced Fitness auf sich hat.

Balanced Fitness – effektiv und sicher

Jeder wäre gerne richtig fit. Und die meisten wissen, dass unser tief verankertes Verlangen nach Gesundheit und Wohlbefinden am ehesten mit Bewegung zu befriedigen ist. Körperliche Aktivität macht gesund und hält Körper und Geist wach. Bewegung baut Muskeln und Knochen auf. Was in diesen allgemeinen Formulierungen wie eine Binsenweisheit klingt, wird zur therapeutischen Kunst, wenn es an die Einzelheiten geht.

Weniger ist mehr

Entschlossen, endlich fit zu werden, legen viele wie von der Tarantel gestochen los – bis die Knie schmerzen, die Lunge pfeift und die Muskeln wie Feuer brennen. Das ist natürlich der falsche Weg. Die alles entscheidende Frage lautet also: Welche Bewegung, bei welcher Intensität, tut dem Körper wirklich gut? Die überraschende Antwort auf diese Frage lautet: Weniger ist mehr. Denn wer ohne Rücksicht auf seine individuellen Fähigkeiten einfach losspurtet, wird Frust statt Lust ernten.

Das neue Balanced-Fitness-Programm hat deshalb im Grunde auch nichts mit klassischem Sport zu tun – es gibt hier kein »Schneller, Höher, Weiter«.

Trainingserfolge durch modernste Methoden

Ziel unseres Bewegungskonzeptes ist der erfolgreiche Erhalt von Muskeln, Knochen und Gesundheit bis ins hohe Alter. Das Programm basiert auf den neuesten Erkenntnissen der Weltraumforschung zur Trainierbarkeit und zum Alterungsprozess des menschlichen Bewegungsapparates. Wir haben die einzelnen Übungen in wissenschaftlichen Untersuchungen jahrelang erprobt. Sie haben sich als praktikabel, wirkungsvoll und unbedenklich erwiesen. Sie zielen genau auf die Kernpunkte der Muskel- und Knochengesundheit und verarbeiten die Erkenntnisse der Weltraummedizin zum Muskel- und Knochenerhalt, die Ergebnisse der modernen Osteoporoseforschung und die Erkenntnisse der gerontologischen Sturzforschung, die sich mit den Ursachen und Auswirkungen von Stürzen im höheren Lebensalter beschäftigt.

Das Fitnessprogramm aus der Weltraumforschung

Die Geschichte von Balanced Fitness begann 1966 in einem Krankenhaus im amerikanischen Dallas. Um die Auswirkungen der Schwerkraft auf die Muskulatur zu erforschen, wurden im Rahmen des US-Raumfahrtprogramms fünf junge Männer drei Wochen lang ins Bett gesteckt. Sie durften sich nicht bewegen und bekamen spezielle Magerkost, damit sie ihr Gewicht hielten. Ihre Notdurft mussten sie in einem Rollstuhl verrichten, duschen durften sie während der ganzen Zeit nur einmal – im Sitzen. Als sie nach 21 Tagen das Bett endlich wieder verlassen durften, war ihre körperliche Leistungsfähigkeit stark eingeschränkt. Bei der ersten größeren Anstrengung brachen zwei der Probanden ohnmächtig zusammen. Das Vermögen, Sauerstoff aufzunehmen, war bei allen Probanden im Durchschnitt um 28 Prozent verringert und das Schlagvolumen des Herzens um 25 Prozent. Außerdem war der Herzmuskel um elf Prozent geschrumpft. Damit wurde anschaulich erwiesen, welche Bedeutung Bewegung für unser Leben hat.

Fast 40 Jahre später haben wir am Zentrum für Muskel- und Knochenforschung der Berliner Charité für die Deutsche Luft- und Raumfahrtbehörde (DLR) und die Europäische Raumfahrtbehörde (ESA) den Versuch wiederholt. Diesmal mussten die Probanden sogar acht Wochen im Liegen verbringen. Ein wichtiger Unterschied zum Experiment von damals: Die eine Hälfte der freiwilligen Versuchspersonen musste ständig ruhen, die anderen absolvierten zweimal täglich an einem von uns speziell entwickelten Knochen- und Muskelsubstanzaufbaugerät ein Trainingsprogramm.

Ergebnis: Die Leistungsfähigkeit der Probanden, die in dem Versuch das Muskeltraining durchgeführt hatten, war deutlich besser als jene der komplett inaktiven Versuchspersonen.

Balanced **Info**

Der Minimalwiderstand, gegen den unser Körper ankämpfen muss, ist die Schwerkraft. Selbst wenn wir nur still stehen, muss unsere Muskulatur in Beinen, Rücken, Bauch und Hals ständig arbeiten, um den Körper aufrecht zu halten.

Auf der Grundlage dieser Studie und weiterer Untersuchungen haben wir für Sie das Balanced-Fitness-Programm entwickelt. Es ist für jeden – egal, ob jung oder alt, ob fit oder körperlich eingeschränkt – geeignet. Die Übungen sind leicht nachvollziehbar und gleichermaßen für ein Training zu Hause, im Büro oder einfach mal zwischendurch geeignet.

10 gute Gründe für das Balanced-Fitness-Programm

Um Sie von unserem Konzept zu überzeugen und Ihnen die Bedeutung einer gut trainierten Muskulatur vor Augen zu führen, haben wir hier die wichtigsten Gründe, die für ein Balanced-Fitness-Training sprechen, zusammengefasst.

1. Starke Muskeln

Wer das Programm regelmäßig durchführt, verbessert zunächst vor allem das Zusammenspiel der Muskeln. Wir bezeichnen das als intermuskuläre Koordination. Später lernt der Körper noch mehr Muskelfasern innerhalb eines Muskels einzusetzen (intramuskuläre Koordination). Die Muskeln werden beim Balanced-Fitness-Training nicht nur stärker, sondern auch effizienter. Angenehmer Nebeneffekt: Trainierte Muskeln bewahren den empfindlichen Bewegungsapparat vor Über- und Fehlbelastungen. Rückenschmerzen und Osteoporose (siehe Seite 34 ff.) wird erfolgreich vorgebeugt und entgegengewirkt.

• 2. Höherer Kalorienumsatz

Ab dem 30. Lebensjahr verliert der Mensch ein halbes Kilo Muskelmasse pro Jahr, wenn er nichts dagegen tut. Durch diesen Verlust an stoffwechselaktivem Gewebe verringert sich der Energieumsatz des Körpers, und überschüssige Kalorien werden in Form von Fett im Körper eingelagert. Als Folge verlieren wir an Kraft und werden gleichzeitig immer dicker.

Balanced Tipp

Sie wollen mehr Energie und möchten sich in Ihrem Körper wieder so richtig wohl fühlen? Mit dem richtigen Know-how ist das zu schaffen. Dieses Buch liefert das nötige Rüstzeug. Natürlich gehört auch etwas Disziplin dazu – von nichts kommt nichts. Reservieren Sie sich einfach eine bestimmte Zeit für Ihr Training – am besten mit einem Trainingspartner –, dann klappt es bestimmt.

Je mehr Muskeln dagegen den Körper antreiben, desto größer ist auch die Zahl der »Öfen«, die Energie verbrennen. Jedes Extrakilo Muskeln verheizt satte 100 Kalorien mehr – und das jeden Tag! Das logische Resultat: Ungeliebte Fettpolster verschwinden.

• 3. Gute Haltung

Eine gekrümmte Haltung und hängende Schultern sind meist die Folge von verkümmerten Muskeln im Schulter-, Rücken- und Bauchbereich. Balanced Fitness geht gezielt dagegen vor, sorgt für gleichmäßigen Muskelzuwachs und so für eine aufrechte und selbstbewusste Haltung.

• 4. Schutz vor Verletzungen

Muskeln, die gut zusammenspielen, geben dem Körper Balance und schützen ihn so vor Stürzen. Die Koordinationsübungen unseres Trainingsprogramms sorgen für ein besseres Gleichgewicht in allen Situationen.

• 5. Anti-Aging-Effekt

Muskeln sind eine Art Make-up unter der Haut. Wenn sie trainiert und straff sind, sorgen sie für eine glatte und jugendlich frische Haut.

• 6. Starkes Immunsystem

Bewegung sorgt für ein schlagkräftiges Immunsystem. Bei körperlicher Aktivität produziert der Organismus das Protein Pyrogen. Dieses lässt die Körpertemperatur ein wenig ansteigen. Der Organismus reagiert auf dieses völlig ungefährliche »Fieber« mit einer vermehrten Produktion von Interferonproteinen, die Viren abtöten. Auch die Zahl der Killerzellen im Blut steigt an. Mit

Balanced Fitness sind Sie also in der Lage, sich vor einer Infektion zu schützen.

7. Gesunde Fette

Bewegungstrainings wie das Balanced-Fitness-Programm haben direkten Einfluss auf die Blutfette. Durch die Aktivität sinkt der Anteil des »bösen« LDL-Cholesterins – das Blut fließt besser, versorgt den Körper mit einem Plus an Sauerstoff.

8. Hormone im Gleichklang

Balanced Fitness sorgt für einen ausgeglichenen Hormonhaushalt. Durch die körperliche Aktivität steigt die Ruhekonzentration vieler Hormone. Das wirkt sich nicht nur positiv auf die Sexualität aus, sondern kann auch das altersbedingte Absinken des Hormonspiegels ausgleichen.

9. Schutz vor Diabetes

Bewegung sorgt für eine Verbesserung der Insulinempfindlichkeit und somit für eine geregelte Verwertung des Blutzuckers. Damit ist Balanced Fitness eine ideale Vorbeugemaßnahme gegen Diabetes.

10. Bessere Nerv-Muskel-Koordination

Mit zunehmendem Alter lässt die Feinmotorik nach, das heißt, die Genauigkeit, mit der Nervensignale in Muskelaktionen umgesetzt werden, nimmt ab. Auch die Fähigkeit, auf Umweltreize zu reagieren, verschlechtert sich. Daher zittern alte Menschen oft, lassen Gegenstände fallen oder stoßen sich an Ecken und Kanten. Mit Balanced Fitness lässt sich die neuromuskuläre Koordination auch im hohen Alter noch perfekt trainieren.

Balanced **Info**

Das Herz von sportlichen 70-Jährigen, die sich mehrmals wöchentlich eine Stunde bewegen, erwies sich in einer Studie als genauso elastisch wie das von 30-jährigen Bewegungsmuffeln.

Das sind doch schöne Aussichten! Worauf warten Sie also noch? Bauen Sie Muskeln auf und lassen Sie sich von ihnen mit Elan durch den Alltag tragen. Machen Sie aus Ihrem Blut einen sauerstoffreichen Hochleistungstreibstoff. Stärken Sie Ihr Immunsystem. Es ist ganz einfach.

Moderate Bewegung tut gut

Eigentlich wollten Sie ja schon lange etwas für Ihre Fitness tun. Wenn es nur bloß nicht so anstrengend wäre, so aufwändig und überhaupt. Diesen Stoßseufzer teilen Sie vermutlich mit Millionen von Fitnessmuffeln. Höchste Zeit also mit ein paar hartnäckigen Vorurteilen aufzuräumen und Ihnen den Einstieg schmackhaft zu machen. Denn wahre Fitness folgt einem stimmigen Gesamtkonzept und hat nichts mit stundenlanger Schinderei an Geräten zu tun. Fit sein ganz ohne Stress, lautet die Devise. Zahlreiche Studien belegen, dass ein moderates Training viel besser dazu geeignet ist, dauerhaft fit zu werden, Fett abzubauen und die Haut zu straffen, als mit ehrgeizigem Ziel bis zur Schmerzgrenze zu powern.

Unsere Empfehlung: Ein kontrolliertes, effektives und vor allem ein sicheres Körperprogramm. Mit anderen Worten: Balanced Fitness. Das Programm setzt sich aus den vier wichtigen Fitnesskomponenten Kraft, Beweglichkeit (Flexibilität), Koordination (Balance) und Schnelligkeit (Leistung) zusammen.

Wozu Kraft?

Kraft ist etwas, das wir tagtäglich brauchen: beim Gehen, Stehen, Heben oder Bücken, beim Einkaufen, beim Treppensteigen und sogar bei der Arbeit am Computer. Keine Bewegung des menschlichen Körpers ist ohne Kraft möglich. Allein 39 Muskeln kommen zum Einsatz, um ein Lächeln auf ein Gesicht zu zaubern. Krafttraining ist also nicht nur etwas für Bodybuilder – jeder profitiert davon! Mit einem Plus an Kraft funktioniert der gesamte Bewegungsapparat einfach besser. Doch keine Angst vor dicken Muskelpaketen. Das Balanced-Fitness-Programm ist so aufgebaut, dass die Muskeln sich straffen und leistungsfähiger werden, aber keine Masse aufbauen.

Wozu Beweglichkeit (Flexibilität)?

Wer sich auch im hohen Alter noch selbst die Schuhe zubinden möchte, muss flexibel sein. Denn nur wer über geschmeidige Muskeln verfügt, ist in der Lage, sich mit dem Oberkörper in Richtung Oberschenkel zu neigen. Leider wird die Beweglichkeit von vielen meist schon in jungen Jahren sträflichst vernachlässigt. Dabei hat sie einen enormen Einfluss auf unsere Lebensqualität. Ein Beispiel: Bei Menschen, die regelmäßig viel sitzen – und das sind Millionen –, verkürzt sich mit der Zeit der Hüftbeuger. Der Muskel zieht sich wie ein Gummiband zusammen und verkümmert. Die Folge sind Rückenschmerzen im unteren Lendenwirbelbereich. Die Dehnübungen im Balanced-Fitness-Programm machen die Muskeln flexibel, beweglich und leistungsfähig. Sie verbessern die Koordination und das Zusammenspiel der Muskulatur. So kommen Sie dann spielend leicht durchs Leben.

Wozu Koordination (Balance)?

Sie kennen das sicher auch aus Ihrem eigenen Alltag: Je koordinierter Sie Ihr Tagwerk verrichten, desto ökonomischer lässt sich die Arbeit gestalten. Die Grundlage dafür, dass »es läuft«, ist bei der Arbeit ebenso wie beim Fitnesstraining eine innere Balance, die es Ihnen ermöglicht, in Bruchteilen von Sekunden auf Veränderungen zu reagieren und sich einer neuen Lage anzupassen, ohne dabei aus dem Gleichgewicht zu geraten.
Um die Koordination Ihres Bewegungsapparats zu trainieren, müssen Sie das körperliche Gleichgewicht schulen. Die in unserem Programm enthaltenen Balance-Übungen stärken Muskeln, Sehnen und Bänder, und sie schärfen und sensibilisieren außerdem die Sinne. Damit Sie sicher auf beiden Beinen stehen und auch nicht gleich umfallen, wenn es sie auf unebenes Terrain verschlägt.

Wozu Schnelligkeit (Leistung)?

Das Prinzip Leistung kennen wir aus vielerlei Bereichen, und immer ist gemeint, was der Mensch, das Auto, die Maschine an Arbeit in einer bestimmten Zeit verrichten kann – wer also leistungsfähig sein möchte, muss auch schnell sein.

Auf körperliche Leistungsfähigkeit bezogen bedeutet dies, dass die Muskulatur schnell reagieren muss. Das aber kann sie nur, wenn sie richtig trainiert ist. Das Balanced-Fitness-Programm erzielt mit wenig Einsatz und schon nach kurzer Zeit eine deutliche Erhöhung der Muskelleistung. Diese Erhöhung der körperlichen Leistungsfähigkeit verringert bei Senioren beispielsweise die Gefahr zu stürzen.

Einfach jung bleiben

Es ist noch gar nicht so lange her, da hat der Bundespräsident jeder Mitbürgerin und jedem Mitbürger persönlich zum 100. Geburtstag gratuliert. Heute wäre das für ihn nicht mehr zu schaffen, es gibt einfach zu viele 100-Jährige. Derzeit sind es in Deutschland etwa 5000, und die Zahl verdoppelt sich alle zehn Jahre. Da stellt sich natürlich die Frage, wie es diese Menschen schaffen, so alt zu werden und dabei häufig sogar ziemlich fit zu bleiben. Was ist ihr Geheimnis? Sind es die Gene, eine spezielle Ernährung, viel Bewegung an der frischen Luft? Fest steht: Die maximale Lebenserwartung des Menschen ist tatsächlich in seinen Genen festgelegt. Sie liegt bei 120 Jahren. Aber natürlich nur, wenn alles optimal läuft! An dieser maximalen Lebenszeit hat sich in den vergangenen Jahrtausenden nicht viel geändert. Auch früher schon wurden Menschen über 100 Jahre alt. Allerdings gelang das nur wenigen. Heute ist die Zahl der Menschen, die ein so hohes Alter erreichen – auch dank des medizinischen Fortschritts – sehr viel größer.

Gesund bis ins höchste Alter

Gibt es also ein Rezept, um in guter körperlicher und geistiger Verfassung 100 Jahre alt zu werden? Die Antwort mag viele enttäuschen. Sie lautet Nein. Ein Patentrezept gibt es nicht.
Was wir bis heute wissen, ist, dass es hilfreich ist, eine Frau zu sein. Drei Viertel der 5000 über 100 Jahre alten Deutschen sind Frauen. Wir wissen auch, dass eine gute genetische Disposition sehr wichtig ist. Viele lebensbedrohliche Krankheiten sind vererbbar, und die »Methusalems« haben vermutlich kaum Anlagen für schwere Krankheiten. Was wir aber aus vielen Studien ebenfalls wissen: Die meisten sehr alten Menschen leben sehr gesund. Sie haben Normalgewicht, haben nie geraucht und sich immer regelmäßig bewegt.

Der Einfluss der Gene

Mehrere Studien deuten darauf hin, dass die Abstammung eine Rolle spielt. So haben die Brüder von 100-Jährigen eine 17-fach höhere Chance, ebenfalls einmal ihren 100. Geburtstag feiern zu können, als Männer, die keinen solchen Methusalem in ihrer Familie haben. Wie groß der Einfluss der Gene auf das Erreichen eines hohen Alters tatsächlich ist, war lange unklar, bis schwedische Forscher diese Frage 1998 mit einem wissenschaftlichen Kunstgriff angingen. Sie untersuchten die einzige Gruppe von Menschen, die identisches Erbgut hat, aber nicht den gleichen Lebensstil: eineiige Zwillinge, die nach der Geburt getrennt und von unterschiedlichen Eltern aufgezogen wurden. Wären also nur die Gene ausschlaggebend, müssten die Zwillinge ungefähr im selben Alter sterben. Das ist aber nicht der Fall. Folgerung der

Wissenschaftler: Höchstens 20 bis 30 Prozent aller Faktoren, die unsere Lebensdauer bestimmen, hängen vom Erbgut ab.

Der Lebensstil entscheidet

Wie also schaffe ich es, möglichst lange und gesund zu leben? Die Antwort: indem Sie Ihr persönliches Risikopotenzial erkennen, die Verantwortung dafür selbst in die Hand nehmen, und das so früh wie möglich. Einer der wichtigsten Pfeiler neben einer vernünftigen Ernährung und dem Verzicht auf Nikotin und zu viel Alkohol ist ein Plus an Bewegung. Sie bietet das höchste Gesundheitspotenzial.

Fazit: Das Altern können wir nicht verhindern, aber wir können viel tun, damit es nur langsam voranschreitet und wir lange fit bleiben. Wie lange ein Mensch von körperlichen Gebrechen verschont bleibt, ist weniger eine Frage der Gene als des Lebensstils. Unser amerikanischer Kollege Dr. Bradley Wilcox, der das Geheimnis der 100-Jährigen auf der japanischen Insel Okinawa untersucht hat, brachte es auf den Punkt: »Sie können Mercedes-Benz-Gene haben, aber wenn Sie nie das Öl wechseln, werden Sie nicht so lange durchhalten wie ein Ford Escort, den Sie richtig pflegen.« Die wichtigsten Anti-Aging-Hebel haben wir selbst in der Hand. Je früher wir Sie nutzen, desto effektiver verhindern wir Verschleiß und Krankheiten. Und wichtiger als uralt zu werden ist es, gesund und fit zu altern und möglichst lange die Lebensqualität und die eigene Selbstständigkeit aufrechtzuerhalten.

Balanced Tipp

Eine Untersuchung an 34 000 britischen Männern und Frauen zeigte, wie viele Lebensjahre man dazugewinnt, wenn man mit dem Rauchen aufhört.
Nikotinstopp im Alter von 60 = + 3 Jahre, von 50 = + 6 Jahre, von 40 = + 9 Jahre, von 30 = + 10 Jahre.

Lebensformel: gesund bis ins hohe Alter

Mit dem gesunden Altern können Sie nicht früh genug beginnen. Es gibt für jedes Lebensjahrzehnt einige Dinge, die Sie machen sollten, und ein paar, die Sie besser meiden. Hier im Überblick:

Mit 20

Machen: Seien Sie aktiv, trainieren Sie Kraft, Flexibilität, Koordination und Leistung. Gleichen Sie jede Kalorienzufuhr mit einem Plus an Bewegung aus.

Meiden: Wenn Sie rauchen, dann hören Sie am besten sofort damit auf – noch ist es nicht zu spät. Der Körper ist ein Überlebenskünstler. Nach sieben Jahren hat er in dieser Altersstufe jede jemals gerauchte Zigarette vergessen.

Mit 30

Machen: Essen Sie reichlich Obst und Gemüse, reduzieren Sie den Fleischkonsum, essen Sie lieber mehr Fisch. Trinken Sie täglich

mindestens zwei Liter Wasser. Bewegen Sie sich. Neben Balanced Fitness sollten Sie auch etwas für Ihre Ausdauer tun.
Meiden: Essen Sie unbedingt weniger tierische Fette. Viel besser sind ungesättigte Fettsäuren, die in Seefisch und gutem Oliven- oder Rapsöl zu finden sind.

Mit 40

Machen: Ernähren Sie sich kalziumreich (Milch, Käse), um die Knochenmasse zu erhalten. Trainieren Sie Kraft, Flexibilität, Koordination, Ausdauer und Leistung.
Meiden: Rauchen Sie nicht und reduzieren Sie den Alkoholkonsum, denn Alkohol fördert Herz-Kreislauf-Erkrankungen und Osteoporose. Ab und zu ein Glas Rotwein ist völlig okay, beugt sogar einem Herzinfarkt vor. Faustregel: Frauen trinken nicht mehr als ein Glas Wein oder Bier am Tag, Männer nicht mehr als zwei Gläser.

Mit 50

Machen: Lassen Sie regelmäßig Ihre körperliche Fitness kontrollieren: Ideal ist natürlich ein Check-up beim Sportmediziner mit Leistungs-EKG, körperlicher Funktionsprüfung und Fitnesstest. Achten Sie auf Ihr Gewicht und bewegen Sie sich regelmäßig. Sorgen Sie aber auch für geistige Impulse und setzen Sie sich neue Ziele. Denn der Alltagstrott lässt das Gehirn schneller altern.
Meiden: Verzichten Sie weitestgehend auf Süßigkeiten und fetthaltige Speisen, denn bei Übergewicht droht nicht nur die Volkskrankheit Diabetes – auch Herz und Gefäße leiden darunter und machen früher schlapp. Zudem werden die Knochen brüchig, und das Gedächtnis lässt einen immer öfter im Stich.

Balanced **Info**

Jeder Atemzug und jeder Herzschlag, aber auch jede Verletzung oder gar Operation hinterlässt Spuren am Körper. Alt werden, so definieren es die Anti-Aging-Forscher heute, ist gleichbedeutend mit dem Schwinden der körperlichen und geistigen Leistungsfähigkeit eines Menschen. Man spricht hier vom biologischen Alter. Zwei 60-Jährige können sich in ihrem biologischen Alter um viele Jahre unterscheiden. Die körperliche Fitness spielt dabei eine entscheidende Rolle, denn sie hat direkte Auswirkungen auf Hormon-, Vitamin- und Mineralstatus sowie Knochendichte und Atemkapazität.

Mit 60

Machen: Bewegen Sie sich jeden Tag mindestens 30 Minuten im Freien. Absolvieren Sie wenigstens zweimal wöchentlich das Balanced-Fitness-Programm. Es gibt nichts Besseres, um sein Gleichgewicht zu schulen und so Stürzen vorzubeugen. Tipp: Gehen Sie täglich mindestens 3000 Schritte. So halten Sie Ihr Bewegungskonto auf einem hohen Niveau und stärken gleichzeitig die Sinne.
Auch Ihre geistige Fitness sollten Sie trainieren. Treten Sie doch einem Schachclub bei! Aber auch das Kreuzworträtsel in der Zeitung hält das Gehirn auf Trab.
Meiden: Verzichten Sie auf riskante Sportarten, das schützt Ihren Bewegungsapparat vor unnötigen Verletzungen. Regen Sie sich nicht auf und vermeiden Sie Stress.

Test: Wie gut achten Sie auf Ihren Körper?

Die Deutschen, so zeigt die Statistik, werden immer dicker. Sie essen zu viel, zu ungesund und denken zu wenig über ihre Ernährung nach. Zudem bewegen sich die Deutschen immer weniger. Nicht nur in der Arbeitswelt erleichtern uns Maschinen viele Tätigkeiten, auch im Alltag nimmt die Notwendigkeit körperlicher Anstrengung ab: 90 Prozent aller Passanten stehen lieber auf der Rolltreppe, als ein paar Stufen zu gehen. Die Benutzung der Treppe in einem Haus mit Fahrstuhl scheint vielen undenkbar. Die Folge dieses ungesunden Lebenswandels: Immer mehr Menschen leiden an Übergewicht, Diabetes, Herz-Kreislauf-Erkrankungen und Gelenkbeschwerden.

Bedenken Sie: Sie selbst haben es in der Hand, ob Sie krank oder gesund und fit alt werden. Wie es um Ihre Ausgangsbasis bestellt ist, soll der folgende Test klären. Nehmen Sie sich ein paar Minuten Zeit und beantworten Sie die 18 Fragen.

Basistest	Bewertung	Punkte
Bewegen Sie sich mindestens dreimal die Woche mehr als eine halbe Stunde, z. B. Walken, Radeln, Schwimmen oder Joggen?	nie manchmal ja	0 1 3
Kräftigen Sie mindestens einmal wöchentlich Ihre Muskulatur?	nein manchmal ja	0 1 3
Nutzen Sie das Fahrrad oder gehen Sie zu Fuß, wann immer es Ihnen möglich ist?	nie manchmal ja	0 1 3
Halten Sie sich für fitter als die meisten anderen Menschen in Ihrem Alter?	nein manchmal ja	0 1 3
Haben Sie Normalgewicht?	ich habe Übergewicht ich habe ein paar Pfunde zu viel ja	0 1 3
Trinken Sie mindestens zwei Liter Wasser täglich?	nein manchmal ja	0 1 3
Ernähren Sie sich gesund, mit vielen Ballaststoffen und täglich mit Obst und Gemüse?	nein manchmal ja	0 1 3
Essen Sie gerne und häufig Süßigkeiten, Fastfood oder Salzgebäck?	nein manchmal ja	3 1 0
Essen Sie gerne scharf Gebratenes und Gegrilltes?	ja manchmal nie	0 1 3

Basistest	Bewertung	Punkte
Rauchen Sie?	nein manchmal ja	3 1 0
Liegt Ihr Cholesterinwert im Normalbereich (Gesamtcholesterin unter 220 mg/dl)?	nein/weiß ich nicht manchmal ja	0 1 3
Liegt Ihr Blutdruck im Normalbereich (ungefähr 120 zu 80)?	nein manchmal ist er zu hoch ja	0 1 3
Liegt Ihr Blutzuckerspiegel im Normbereich (3,6–6 mmol/l)?	nein manchmal liegt er darüber ja	0 1 3
Verspüren Sie bei körperlicher Anstrengung ein Druckgefühl in der Brust?	nein manchmal ja	3 1 0
Trinken Sie regelmäßig Alkohol (Frauen mehr als ein Glas, Männer mehr als zwei Gläser)?	nein manchmal ja	3 1 0
Nehmen Sie die Termine zu den empfohlenen Vorsorgeuntersuchungen wahr?	ja manchmal bisher nicht	3 1 0
Schlafen Sie gut ein und wachen morgens wieder voller Elan auf?	nein manchmal ja	0 1 3
Sind Sie mit Ihrem Leben zufrieden?	nein manchmal ja	0 1 3

Auswertung

42–54 Punkte: Sie scheinen in einer guten Verfassung zu sein. Sie pflegen Ihren Körper und verfügen über eine gute Leistungsfähigkeit. Nur weiter so. Auch mit zunehmendem Alter freut sich Ihr Organismus über alles, was ihm gut tut. So können Sie jederzeit sein volles Potenzial ausschöpfen.

19–41 Punkte: Ihr Körper ist Ihnen nicht egal. Das ist die gute Nachricht. Aber wenn Sie ihm wirklich etwas Gutes tun wollen, könnten Sie noch ein wenig mehr machen. Es ist gar nicht so schwer, mehr Vitalität und Energie in den Alltag zu bringen. In diesem Buch finden Sie zahlreiche Anregungen.

0–18 Punkte: Unser Versprechen: Wenn Sie etwas mehr in Ihre Gesundheit investieren, wird es Ihnen besser gehen. Starten Sie mit den einfachen Dingen. Trinken Sie ausreichend Wasser, essen Sie mehr Obst und Gemüse und fangen Sie an, sich mehr zu bewegen. Balanced Fitness wird Ihre Lebensqualität deutlich steigern.

Der 10-Minuten-Fitnesstest

Wie es um Ihre Allgemeinbefindlichkeit bestellt ist, wissen Sie nach der Auswertung des vorangegangenen Tests. Doch wie steht es um Ihre körperliche Fitness? Wer noch nie oder seit langer Zeit keinen Sport mehr getrieben hat, kann nur sehr schwer einschätzen, wie leistungsfähig sein Körper eigentlich ist. Aber auch viele Freizeitsportler überschätzen ihre Fitness.

Mit dem nachfolgenden einfachen Test finden Sie in zehn Minuten heraus, wo Ihre Stärken liegen und wo es noch Defizite gibt. Getestet werden die vier wichtigen motorischen Fähigkeiten: Ausdauer, Beweglichkeit, Kraft und Koordination. Alles, was Sie benötigen, ist eine Uhr mit Sekundenzeiger und eine etwa 30 Zentimeter hohe Kiste (zur Not können es auch zwei Stufen einer Treppe sein). Ideal wäre es, wenn Sie den Test mit einer zweiten Person durchführen, die aufpasst, ob Sie die Übung korrekt ausführen, und die Ergebnisse notiert.

Achtung: Der Fitnesstest ist so aufgebaut, dass es auch für Anfänger keine Probleme geben dürfte. Sollten Sie aber wider Erwarten doch Schmerzen verspüren oder außer Atem kommen, dann brechen Sie die Übung sofort ab und zählen nur die Wiederholungen, die Sie bis dahin geschafft haben.

Warm-up – kommen Sie auf Touren

Bevor Sie loslegen, sollten Sie Ihren Kreislauf ein wenig auf Touren bringen. Kurzes Aufwärmen erhöht Leistungsbereitschaft und -fähigkeit, außerdem sinkt die Verletzungsanfälligkeit. Das ist für sportliche Newcomer besonders wichtig, denn ihre Muskeln sind Belastungen einfach nicht gewohnt.

Anfänger können für das Warm-up fünf Minuten auf der Stelle marschieren, etwas Sportlichere dürfen auch auf der Stelle traben. Wenn Sie wollen, können Sie auch Musik auflegen und dazu ein paar Minuten tanzen. Das bringt den Kreislauf ordentlich in Schwung und hebt ganz nebenbei die Stimmung. Dann machen Sie ein paar Minuten Pause, bis sich der Puls wieder beruhigt hat.

Test 1: Step-Test für die Ausdauer

So geht's: Nehmen Sie Ihren Puls: Zählen Sie an Hand- oder Halsschlagader 15 Sekunden lang Ihre Herzschläge, nehmen Sie die Zahl mal vier und notieren Sie das Ergebnis. Stellen Sie sich vor eine etwa 30 Zentimeter hohe Kiste und steigen Sie 90 Sekunden lang hoch und rückwärts wieder herunter. Beginnen Sie dabei immer mit demselben Bein. Dann das Bein wechseln und noch mal 90 Sekunden lang vorwärts hoch- und rückwärts wieder hinuntersteigen. Das Tempo ist moderat (etwa zwei Sekunden für Hoch- und Hinuntersteigen).

Auswertung

Frauen	unzureichend	mäßig	befriedigend	gut	sehr gut
Alter bis 40	> 75	70–75	60–69	55–59	< 55
Alter über 40	> 65	60–65	55–59	50–54	< 50
Männer	**unzureichend**	**mäßig**	**befriedigend**	**gut**	**sehr gut**
Alter bis 40	> 65	60–65	50–59	45–49	< 45
Alter über 40	> 60	55–60	45–54	40–44	< 40

Messen Sie unmittelbar nach Beendigung des Tests noch einmal Ihren Puls und ziehen Sie den zuvor gemessenen Ruhewert von diesem Wert ab. Suchen Sie dann Ihr Ergebnis in der Tabelle heraus.

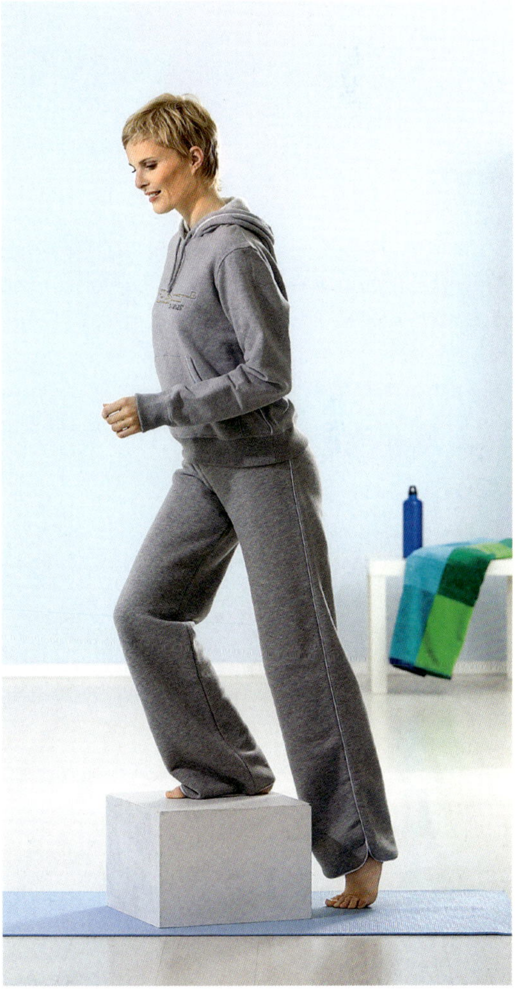

Unzureichend = 1 Punkt: Ihre Ausdauer ist zu gering. Sie sollten neben dem Balanced-Fitness-Programm unbedingt zusätzlich noch etwas für Ihre Ausdauer tun. Ideal sind dafür Joggen, Walken, Schwimmen oder Rad fahren.
Mäßig = 2 Punkte: Das Ergebnis könnte besser sein. Wenn Sie aber jetzt mit einem moderaten Ausdauertraining (Joggen, Walken, Rad fahren oder Schwimmen) starten, können Sie schnell deutliche Verbesserungen erzielen.
Befriedigend = 3 Punkte: Mit diesem Ergebnis liegen Sie im durchschnittlichem Bereich. Mit ein wenig Mehraufwand haben Sie schnell mehr Ausdauer.
Gut = 4 Punkte: Sie haben ein überdurchschnittliches Ergebnis erzielt und haben im Ausdauerbereich solide Grundlagen, die Sie erhalten oder ausbauen sollten.
Sehr gut = 5 Punkte: Sie treiben regelmäßig Sport, sind fit und sollten unbedingt am Ball bleiben.

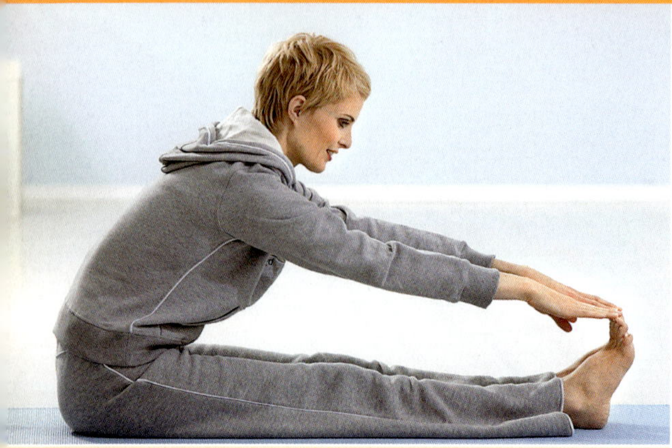

Es scheint ganz leicht, aber für Untrainierte ist es schwer, die Zehen zu berühren.

Test 2: Sit and reach für die Beweglichkeit

So geht's: Setzen Sie sich mit ausgestreckten Beinen und durchgedrückten Knien auf den Boden. Die Fußspitzen zeigen nach oben. Bewegen Sie nun den Oberkörper langsam und kontrolliert nach vorn. Versuchen Sie mit den Händen so weit wie möglich an die Zehenspitzen zu kommen, ohne dass Schmerzen auftreten.

A: Der Abstand der Finger zu den Zehenspitzen ist größer als eine Handlänge.
B: Der Abstand entspricht einer Handlänge.
C: Der Abstand entspricht einer Fingerlänge.
D: Die Fingerspitzen berühren die Zehenspitzen.
E: Die Hände reichen um eine Fingerlänge über die Zehenspitzen hinaus.
F: Die Hände reichen um eine Handlänge über die Zehenspitzen hinaus.

Unzureichend = 1 Punkt: Sie sind ziemlich steif und unbeweglich. Es wird höchste Zeit, etwas dagegen zu tun. Mit den Balanced-Fitness-Übungen können Sie Ihre Beweglichkeit sanft und sicher verbessern.
Mäßig = 2 Punkte: Ihre Beweglichkeit könnte besser sein. Wer regelmäßig die in diesem Buch vorgestellten Übungen macht, wird schon bald sehr viel gelenkiger.
Befriedigend = 3 Punkte: Ihr Ergebnis liegt im Durchschnitt. Eine Verbesserung der Beweglichkeit ist zwar nicht unbedingt nötig, würde sich aber positiv auf Ihr Wohlbefinden auswirken.
Gut = 4 Punkte: Sie verfügen über eine überdurchschnittliche Beweglichkeit und besitzen beste Voraussetzungen für sportliche Aktivitäten. Versuchen Sie das Niveau zu halten.
Sehr gut = 5 Punkte: Sie sind sehr gut beweglich, weitere Verbesserungen sind unnötig. Für Sie ist es aber wichtig, gleichzeitig Ihre Muskulatur gezielt zu kräftigen. Die passenden Übungen finden Sie in diesem Buch.

Auswertung

Frauen	**unzureichend**	**mäßig**	**befriedigend**	**gut**	**sehr gut**
	B	C	D	E	F
Männer	**unzureichend**	**mäßig**	**befriedigend**	**gut**	**sehr gut**
	A	B	C	D	E

Test 3: Liegestütze für die Kraft

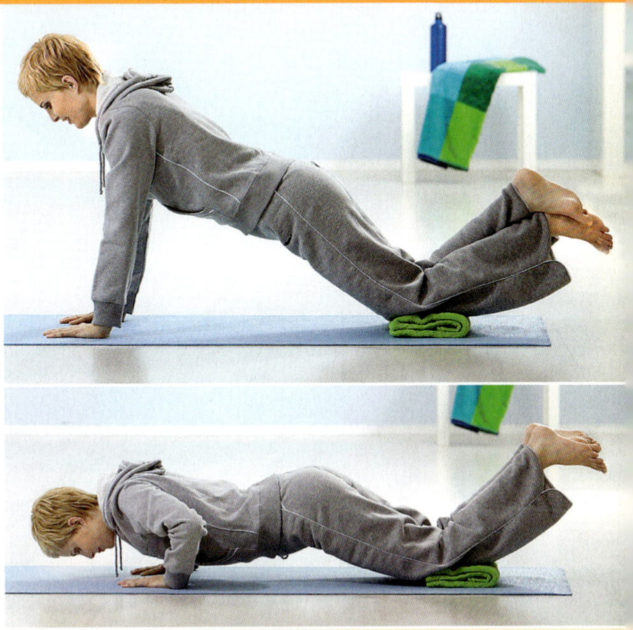

Wenn Sie die Liegestütze im Knien durchführen wollen, polstern Sie die Knie.

So geht's: Männer absolvieren den Liegestütz in der »klassischen« gestreckten Variante. Frauen setzen die Knie auf und rutschen so weit nach vorn, dass der untere Teil des Oberschenkels beim Absenken aufliegt. Die Finger zeigen nach vorn. Nun senken Sie den Oberkörper kontrolliert so weit ab, dass die Nasenspitze fast den Boden berührt, und gehen dann wieder in die Armstreckung. Gezählt wird die Anzahl der technisch korrekten Wiederholungen, die Sie in 30 Sekunden bewältigen.

Unzureichend = 1 Punkt: Ihre Muskeln sollten unbedingt kräftiger werden. Unsere Empfehlung: Zweimal wöchentlich das Balanced-Fitness-Programm.
Mäßig = 2 Punkte: Ihre Muskulatur ist nicht besonders stark. Mit unserem Trainingsprogramm erzielen Sie schnelle Erfolge.
Befriedigend = 3 Punkte: Ihre Kraftwerte sind in Ordnung, etwas mehr Power würde Ihnen aber in Sport und Freizeit Vorteile bringen.
Gut = 4 Punkte: Ihre Kraftwerte sind gut. Mit Balanced Fitness können Sie sie optimieren.
Sehr gut = 5 Punkte: Ihre Kraft ist hervorragend. Trainieren Sie Ihre Muskeln gleichmäßig, und vernachlässigen Sie nicht die Beweglichkeit.

Auswertung

Frauen	unzureichend	mäßig	befriedigend	gut	sehr gut
Alter bis 29	< 15	15–17	18–20	21–25	> 25
30–39	< 14	14–16	17–19	20–23	> 23
40–49	< 13	13–15	16–17	18–21	> 21
Männer	**unzureichend**	**mäßig**	**befriedigend**	**gut**	**sehr gut**
Alter bis 29	< 18	18–23	24–27	28–32	> 32
30–39	< 15	15–18	19–22	23–27	> 27
40–49	< 13	13–15	16–18	19–22	> 22

Test 4: Einbeinstand für die Koordination

So geht's: Stellen Sie sich auf einen ebenen Untergrund, heben Sie ein Bein vom Boden ab und spreizen Sie es leicht ab. Die Hände können Sie seitlich halten, um das Gleichgewicht auszutarieren. Dann versuchen Sie, erst mit offenen und dann mit geschlossenen Augen das Gleichgewicht zu halten.

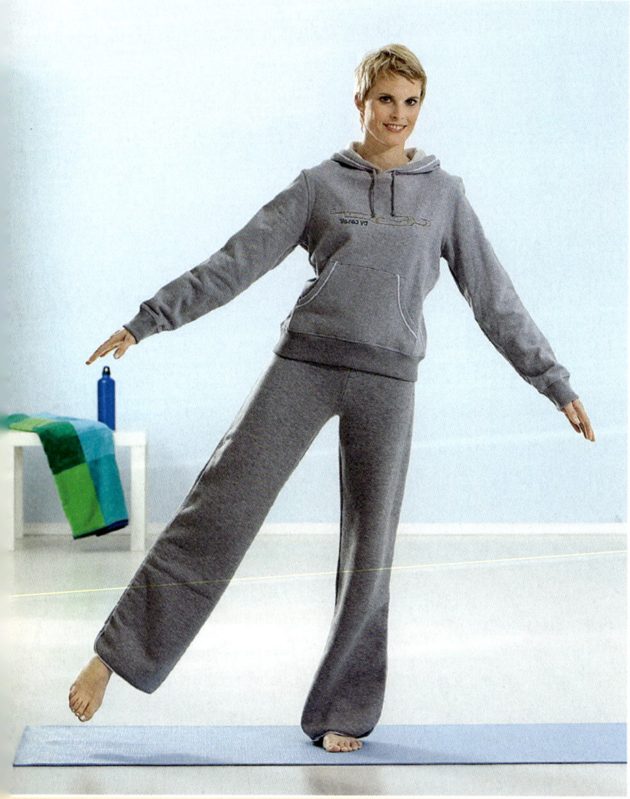

Den meisten Menschen fällt diese Übung mit geschlossenen Augen deutlich schwerer.

Auswertung:

Unzureichend = 1 Punkt: Der Einbeinstand kann weniger als fünf Sekunden ausbalanciert werden. Sie haben große Schwierigkeiten, das Gleichgewicht zu halten. Das ist ein deutliches Zeichen von mangelnder Fitness. Die Verletzungsgefahr im Alltag ist hoch. Mit dem Balanced-Fitness-Programm können Sie Ihre Koordination gezielt trainieren. Tipp: Betreiben Sie zusätzlich regelmäßig Ausdauersport.

Mäßig = 2 Punkte: Der Einbeinstand kann zwischen fünf und zehn Sekunden ausbalanciert werden. Ihre Balance könnte besser sein. Mit den Übungen in diesem Buch können Sie Koordination und Gleichgewicht optimal trainieren. Gleichzeitig sollten Sie aber auch unbedingt etwas für Ihre Ausdauer tun. Joggen, Radeln oder Steptraining im Fitnessstudio sind ideal, um die Koordinationswerte zu verbessern.

Befriedigend = 3 Punkte: Der Einbeinstand kann länger als zehn Sekunden ausbalanciert werden. Ihre Gleichgewichtsfähigkeit ist in Ordnung, aber noch entwicklungsfähig. Die Übungen in diesem Buch helfen Ihnen dabei, Ihre Koordination zügig zu verbessern.

Gut = 4 Punkte: Der Einbeinstand kann mit geschlossenen Augen mindestens fünf Sekunden ausbalanciert werden. Bei Ihnen ist alles im Lot, Koordination und Gleichgewicht stimmen. Versuchen Sie, das Niveau zu halten oder gar auszubauen.

Sehr gut = 5 Punkte: Der Einbeinstand kann mit geschlossenen Augen länger als zehn Sekunden ausbalanciert werden. Sie lassen sich durch nichts so leicht aus dem Gleichgewicht bringen und besitzen auch für koordinativ anspruchsvolle Sportarten optimale Voraussetzungen.

Gesamtbewertung

Anhand der Einzelergebnisse haben Sie bereits gesehen, wo Ihre Stärken liegen und wo es noch Defizite gibt. Wenn Sie jetzt noch genau wissen wollen, wie es um Ihr Fitnessniveau insgesamt bestellt ist, müssen Sie nur noch den Mittelwert aus allen vier Testergebnissen berechnen: Addieren Sie dazu die von Ihnen jeweils erreichten Punkte und teilen Sie die Summe durch vier. So erhalten Sie Ihren individuellen Fitnessfaktor.

1 Punkt = unzureichend

Es ist allerhöchste Zeit, dass Sie etwas für Ihre Fitness und Gesundheit tun. Lassen Sie sich von dieser Feststellung aber nicht deprimieren, denn Sie haben ein sehr großes Verbesserungspotenzial. Es klingt zwar paradox, aber Sie feiern gerade mit Balanced Fitness am schnellsten Erfolge.
Wichtig: Lassen Sie sich vor Trainingsbeginn von einem Arzt durchchecken (siehe Seite 27) und starten Sie ganz langsam. Schon nach etwa zwölf Wochen regelmäßigem Üben erreichen Sie beim Fitnesstest mindestens drei oder sogar vier Punkte.

2 Punkte = mäßig

Noch können Sie bei Ihrem Fitnessniveau keine Bäume ausreißen. Doch das kann sich schnell ändern. Wenn Sie sich aufraffen und regelmäßig trainieren, ist schon bald viel mehr für Sie drin.

3 Punkte = befriedigend

Hut ab, Ihr Fitnessniveau ist gar nicht so schlecht. Sie haben jetzt den großen Vorteil, dass Sie auf einer guten Basis aufbauen und Ihr Niveau deutlich verbessern können. Individuelle Defizite werden Sie schnell ausmerzen. Der Fitnesslevel »gut« ist in erreichbarer Nähe.

4 Punkte = gut

Schon beeindruckend, wie gut Ihre Fitness jetzt schon ist. Sie haben eine optimale Ausgangsposition, um Ihre Leistungsfähigkeit noch weiter zu steigern. Ganz besonders wichtig sind gleichmäßige gute Ergebnisse in allen Bereichen. Mit einem gezielten Training, das eventuelle Schwächen angeht, erreichen Sie schon bald den Fitnesslevel »sehr gut«.

5 Punkte = sehr gut

Ein hervorragendes Ergebnis, besser geht es nicht. Sie haben keinen Schwachpunkt, verfügen über einen Körper, der sich im Gleichgewicht befindet. Versuchen Sie dieses Fitnessniveau zu konservieren. Mit regelmäßigem Balanced-Fitness-Training ist das kein Problem.

Balanced **Info**

»Was will ich mit dem Training erreichen?« Diese Frage sollten Sie sich nach dem Fitnesstest unbedingt stellen. Ganz wichtig sind aber realistische Ziele. Der Waschbrettbauch in fünf Tagen ist utopisch. Der Körper braucht Zeit, bis er auf die gezielte Belastung anspricht. Nach vier bis sechs Wochen regelmäßigen Trainings spüren und sehen Sie aber deutliche Fortschritte.

Die besten Tricks gegen den inneren Schweinehund

Sie wissen schon länger, dass Sie etwas für Ihre Fitness tun müssten. Sie haben sich auch fest vorgenommen, bald loszulegen. Doch dann meldet sich der innere Schweinehund, und Sie plumpsen zurück auf das gemütliche Sofa.

Warum ist der Geist willig, doch das Fleisch schwach?

Warum nur ist es so verdammt schwierig, gute Vorsätze in die Tat umzusetzen? Darüber haben sich auch Wissenschaftler den Kopf zerbrochen und sind zu einem überraschenden Ergebnis gekommen: Motivation scheint im Bauplan unseres Gehirns gar nicht vorgesehen. Sogar das Gegenteil ist der Fall: Motivation widerspricht unserem Grundbedürfnis nach Bewährtem – durch unsere Urinstinkte sind wir mehr oder weniger stark auf Sicherheit und Bequemlichkeit programmiert. Wir neigen also von Natur aus dazu, neue Projekte und Herausforderungen zu meiden.

Tricksen Sie Ihr Gehirn aus

Motivation funktioniert nur, wenn man sein Gehirn entsprechend austrickst – denn den inneren Antrieb aufzubringen ist ein enormer Kraftakt für unsere Denkzentrale. Die meisten Motivationstechniken sind ganz simpel und orientieren sich genau an den Bedürfnissen unseres Gehirns.

Die wichtigsten Regeln

Sofort planen: Wer ein Ziel erreichen will, sollte sofort mit der Planung beginnen. Der Kauf dieses Buches war bereits der erste wichtige Schritt.

Die Macht der Vorfreude: Nichts motiviert so stark wie ein Bild. Wer sich beispielsweise vorstellt, schon bald mit beneidenswert gut trainiertem Körper am Strand alle Blicke auf sich zu ziehen, schafft sich selbst hoch motivierende visuelle Anreize. Die Wahrscheinlichkeit, das Ziel dann auch zu erreichen, liegt bei über 80 Prozent.

Vorbilder suchen: Wenn wir wirklich etwas erreichen wollen, müssen wir uns jemanden suchen, der das Ziel bereits erreicht hat. Das kann ein Bekannter sein oder auch eine prominente Person. Das Motto »Was andere schaffen, schaffe ich auch« sorgt für einen unglaublichen Motivationsschub.

Realistische Ziele: Man kann es gar nicht oft genug wiederholen: Bloß nicht übertreiben. Spaß an der Bewegung ist die wichtigste Voraussetzung für eine dauerhafte Bindung an ein Bewegungsprogramm. Balanced Fitness ist so aufgebaut, dass es nicht zu Überforderungen kommt.

Zwischenetappen: Natürlich wollen Sie Ihre Muskeln kräftigen, Krankheiten vorbeugen und ein paar überflüssige Pfunde verlieren.

Doch das sind langfristige Ziele. Motivieren Sie sich auch kurzfristig, zum Beispiel mit dem Spaß an der Bewegung, mehr Wohlbefinden und einem guten Körpergefühl.

Pläne: Stellen Sie sich einen Plan zusammen, wann, wo und wie oft Sie sich bewegen wollen. Erinnern Sie sich an Ihren Fitnesstermin, indem Sie kleine Zettel an Kühlschrank, Telefon oder auf dem Nachttisch platzieren.

Belohnungen: Jeder sollte, bevor er ein Projekt in Angriff nimmt, eine Belohnung festlegen. Wer die ersten vier Wochen durchhält (danach läuft das Programm sowieso von ganz allein), gönnt sich ein schönes Abendessen mit dem Partner oder der Partnerin. Die Vorfreude steigert die Motivation, versetzt dem Unterbewusstsein einen positiven Kick und regt die Ausschüttung körpereigener Glückshormone an.

Spaß: Bei allen guten Vorsätzen darf man auf keinen Fall vergessen, dass die ganze Sache Spaß machen soll. Sie müssen niemandem etwas beweisen, sondern Sie wollen sich etwas Gutes tun. In der Praxis bedeutet das: Stecken Sie sich erreichbare Ziele. Starten Sie mit vorgegebenem Pensum. Nach und nach können Sie die Anforderungen dann erhöhen und variieren. So bleibt das Fitnessprogramm spannend.

Gewichtsreduktion: Natürlich gehört die Gewichtsabnahme mit zu den wichtigsten Gründen für ein Fitnessprogramm. Aber bedenken Sie, dass Muskeln schwerer als Fett sind. Sie bekommen eine schlankere Figur, ohne dabei rasend an Gewicht zu verlieren.

Frust: Es wird immer mal ein Tag kommen, an dem es nicht so gut läuft. Um Frust zu vermeiden, sollten Sie immer mit Rückschlägen oder Aussetzern rechnen. Das ist wie bei einer Ernährungsumstellung: Hauptsache, Sie bleiben langfristig am Ball.

Balanced **Info**

Schnappen Sie sich eine gute Freundin oder einen Freund zum Mittrainieren und geben Sie Ihren gemeinsamen Trimmstunden einen Stammplatz im wöchentlichen Terminkalender. So ein wichtiges Date lässt keiner sausen.

Wichtig: Der Check-up beim Arzt

Auch wenn Sie jetzt hoch motiviert sind und gleich losstarten wollen, geht die Gesundheit vor. Wenn Sie noch nie oder seit mehr als zwei Jahren keinen Sport mehr getrieben haben, über 35 sind, Übergewicht, Bluthochdruck oder Diabetes haben, sollten Sie zusätzlich zu den Tests in diesem Buch einen Leistungscheck beim Sportmediziner machen lassen. Zu einer vernünftigen sportärztlichen Untersuchung gehört ein orthopädischer Check-up. Der Arzt überprüft dabei die Fuß-, Knie- und Hüftgelenke, inspiziert die Wirbelsäule und macht einen Beweglichkeitstest. Außerdem misst er den Blutdruck und macht ein Ruhe- und ein Belastungs-EKG. So können eventuelle Herzprobleme ausgeschlossen und kann die allgemeine Leistungsfähigkeit beurteilt werden. Wenn der Arzt grünes Licht gibt, steht dem Balanced-Fitness-Programm nichts mehr im Wege.

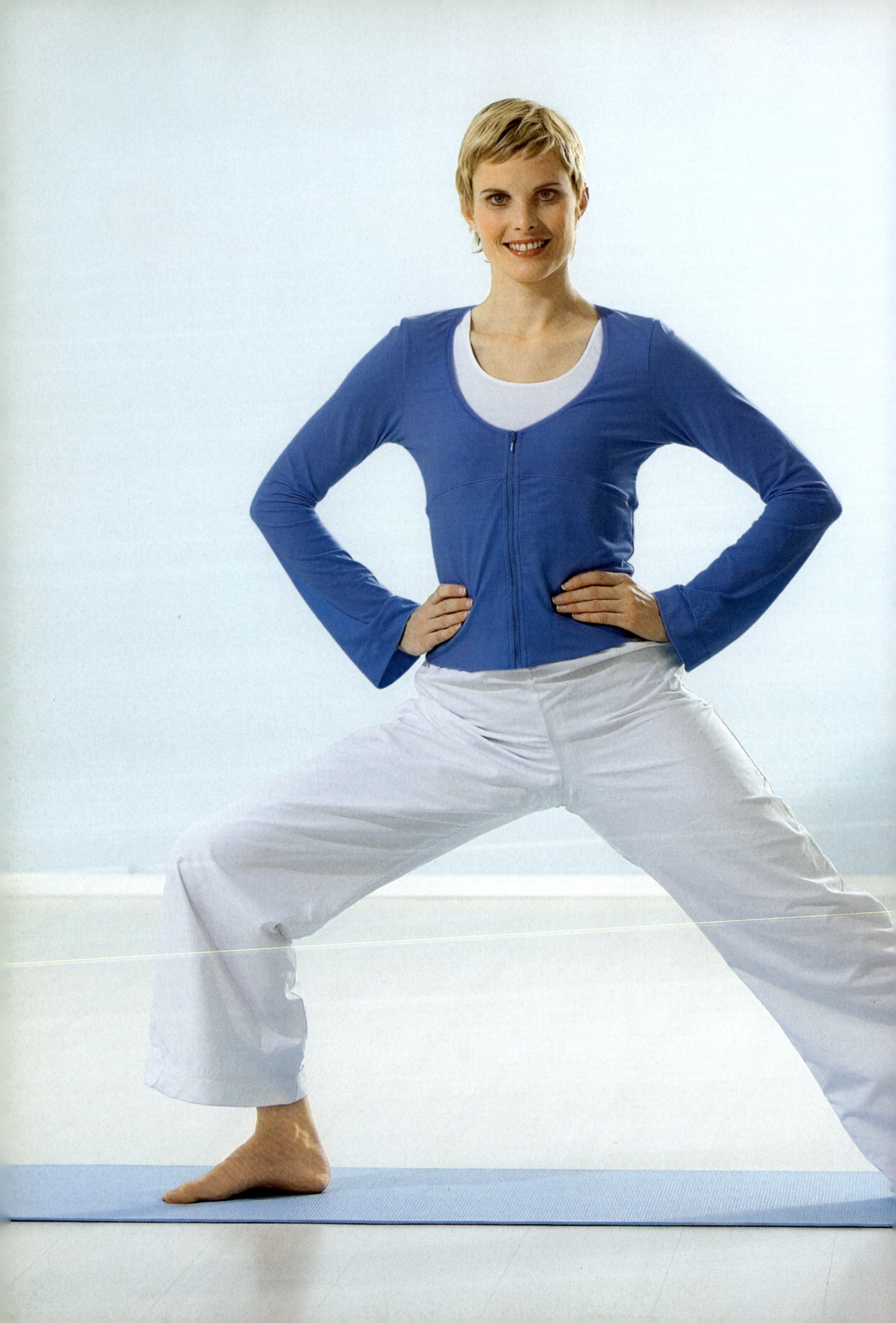

2

Der sanfte Muskelaufbau-Effekt

Nachdem Sie nun bereits ein wenig über das Balanced-Fitness-Prinzip und Ihren persönlichen Leistungsstand wissen, wollen wir etwas weiter ins Detail gehen. Auf den folgenden Seiten erfahren Sie noch mehr über den menschlichen Organismus und darüber, welche positiven Effekte die leichten Mini-Workouts auf den Körper haben.

Unser Körper – ein komplexes System

Damit Sie wissen, was in Ihrem Körper so alles vorgeht, wenn Sie sich für unser Fitnessprogramm entscheiden, folgt jetzt ein wenig Theorie. Überflüssig? Nein! Denn je genauer Sie wissen, was in Ihrem Organismus so alles abläuft, desto motivierter sind Sie, fit zu werden.

Faszination menschlicher Körper

Haben Sie schon einmal darüber nachgedacht, woraus Sie eigentlich bestehen? Es lohnt sich auf jeden Fall, mal einen genauen Blick auf Ihren Körper zu richten. So besteht er aus 100 Billionen Zellen, die in einem komplexen System perfekt zusammenarbeiten. Jede einzelne dieser biochemischen Fabriken enthält die gleichen Gene – bis zu 25000. Die Gene sorgen dafür, dass Sie reibungslos funktionieren. 500 Millionen Jahre hat die Natur benötigt, um uns so zu schaffen, wie wir heute sind: mit Knochen, die dem Körper Halt und Statur verleihen, die Gehirn, Herz und Lungen schützend umgeben. Mit Gelenken und Bändern, die für die nötige Beweglichkeit sorgen, und mit Muskeln, die uns in Bewegung setzen. Gesteuert wird das Ganze von einem 780000 Kilometer langen Netz aus Nervenfasern, die durch 100 Milliarden Nervenzellen und insgesamt einer Billiarde Kontaktstellen – den Synapsen – miteinander verbunden sind. Mit Hilfe chemischer Botenstoffe, den Hormonen, kommuniziert das Gehirn mit dem Körper, empfängt Informationen von den Sinnesorganen, steuert die Muskeln und inneren Organe. Hormone sind auch dafür verantwortlich, ob Sie mit Leichtigkeit durch den Tag kommen oder sich schwerfällig schlingernd hindurchschleppen.

Sie haben Ihr Altern in der Hand

Ob das komplexe System des menschlichen Körpers lange und störungsfrei funktioniert, haben Sie selbst in der Hand. Mit Balanced Fitness können Sie viel für Ihren Organismus tun und das Altern spürbar verlangsamen. Denn unsere Lebensweise hat großen Einfluss darauf, wie und wie schnell unser Körper altert. Zwar laufen in unseren Gefäßen und Muskeln, im Hormonsystem und in der Haut von der Natur bestimmte Alterungsvorgänge ab. Doch wie stark diese sich auf Wohlbefinden und Aussehen auswirken, können wir zu einem großen Teil selbst steuern. Und zwar mit einem ebenfalls biologisch wirksamen Gegenprogramm – Balanced Fitness.

Das Gehirn – schwer auf Draht

Die unglaubliche Zahl von 100 Milliarden Nervenzellen arbeitet in unserem Gehirn – deutlich mehr, als es Sterne in unserer Milchstraße gibt. Verbunden über mehrere Tausend Kontaktstellen, die Synapsen, bilden die Nerven in unserem Kopf einen unvergleichlichen Verbund, der uns das Denken, Sprechen, Fühlen, Sehen und auch jede Bewegung ermöglicht.

Ein leistungsfähiger Supercomputer

Als Steuerungs- und Schaltzentrale des Organismus ist das Gehirn am besten mit einem ultraleistungsfähigen Supercomputer vergleichbar. Von hier kommen die Befehle, hier enden alle Datenströme und Informationen. Im Groß- und Kleinhirn werden die für die Bewegung notwendigen Programme erstellt und im Laufe des Lebens den aktuellen Situationen angepasst. Deshalb ist es so wichtig, dass immer genügend relevante Daten für die Berechnung von Haltung und Bewegung vorhanden sind und das Zusammenspiel zwischen Gehirn, Nerven und Muskulatur ständig optimiert wird.

Lebenslange Optimierung

Unser Gehirn verändert sich ein Leben lang. Seine verblüffende Fähigkeit, ständig neue Verknüpfungen zu bilden, wird neuronale Plastizität genannt. Für diesen Prozess sind unsere Gene zu 80 Prozent verantwortlich. Der zweite wichtige Auslöser für die Veränderungen in unserem Gehirn sind Erfahrungen und andere Außenreize, zum Beispiel bestimmte Bewegungsabläufe. Auch viele Übungen aus dem Balanced-Fitness-Programm tragen zu diesem Prozess bei. Sie sorgen dafür, dass Sie mobiler werden und auf alle Situationen schneller reagieren können. Dieser Effekt stellt sich immer ein – egal, wie alt Sie sind.

Balanced **Info**

Wenn wir joggen, eine Kniebeuge oder einen Handstand machen, sind mehrere Hundert Muskeln im Einsatz. Die Denkzentrale in unserem Kopf koordiniert in pingeliger Kleinarbeit alle beteiligten Muskelfasern und Sensoren des Körpers, um das Gleichgewicht zu halten.

Die Muskeln – Motoren des Lebens

In unserem Körper sorgen sage und schreibe 639 Muskeln für ein reibungsloses Funktionieren des Organismus. Ohne unsere Muskeln wären wir nicht überlebensfähig: Wir könnten uns nicht bewegen, nicht atmen, nicht sprechen, nicht scharf sehen, und natürlich würde auch kein Blut mehr durch den Körper gepumpt.

Wie im Motor verwandeln unsere Muskeln Energie in Bewegung. Sie veranstalten eine Art mikroskopisches Tauziehen und verbrauchen dabei chemische Energie – eine raffiniert abgestimmte Mischung aus Kreatinphosphat, Glukose, Glykogen, Laktat, Fettsäuren und Triglyceriden. Manche dieser Brennstoffe werden im Muskel gespeichert und bei Bedarf freigesetzt, andere werden »frisch« durch den Blutstrom zugeführt. Einige werden ohne Sauerstoff in Adenosintriphosphat (ATP) umgewandelt, den universellen Energieträger des menschlichen Lebens, manche verbrennen vollständig zu Kohlendioxid und Wasser.

Weniger Muskeln bedeuten mehr Fett

Das größte Gesundheitsproblem unserer modernen Gesellschaft ist der Bewegungsmangel. Er lässt unsere Muskulatur verkümmern und den Fettgehalt unseres Körpers ansteigen. Dieser Zusammenhang lässt sich ganz einfach erklären: Die Muskulatur verbraucht auch dann Energie, wenn wir sie nicht bewegen. Man nennt dies den Grundumsatz. Verringert sich nun der Anteil an Muskelmasse, sinkt auch der Grundumsatz. Ein Teil der Energie, die wir dem Körper in Form von Nahrung zuführen, wird nun natürlich nicht mehr von der Muskulatur verbraucht, sondern in den Fettdepots gespeichert.

Balanced Tipp

Niemals zuvor in der Geschichte der Menschheit gab es so viele übergewichtige Menschen. Jede zweite Frau und fast zwei Drittel aller Männer in Deutschland sind zu dick. Mehr als 20 Millionen Menschen allein in Deutschland quält die Frage, wie sie die überflüssigen Pfunde wieder loswerden können. Sie sind verzweifelt auf der Suche nach einem Ausweg, hoffen auf die Jesus-Diät, quälen sich mit Kohlsuppe oder schlucken »Wunderpillen«, die das Fett angeblich nur so dahinschmelzen lassen. Doch nur mehr Bewegung wird die Gewichtsprobleme auf Dauer lösen.

Muskeln machen schlank und gesund

Eine gut ausgeprägte Muskulatur ist also das Beste, was es für Ihren Körper gibt. Je trainierter die Muskeln, desto größer die Fettverbrennung. Wer richtig dosiert trainiert – Stichwort: Balanced Fitness –, zapft die Fettspeicher schon ab der ersten Sekunde an. Bedenken Sie: Jedes Extrakilo Muskeln verbrennt satte 100 Kalorien mehr – und zwar Tag für Tag!

Das ist aber noch längst nicht alles. Muskeln sind direkt mit dem Immunsystem verbunden. Werden sie ausreichend genutzt, kurbeln sie die Körperabwehr an, aktivieren also die Abwehrzellen des Körpers, die dann Bakterien, Viren und sogar Krebszellen vernichten können. Sie reduzieren die Blutfettwerte, senken den Cholesterinspiegel. Das Blut kann leichter durch den Körper fließen, und die körperliche Leistungsfähigkeit bleibt bis ins hohe Alter erhalten.

Angenehmer Nebeneffekt: Muskeln sorgen für ein straffes, jugendliches Aussehen.

Muskeln beugen vor

Nach dem Bauplan der Evolution sind wir Menschen eigentlich »Bewegungstiere«. Doch durch den Lebensstil in unserer modernen Welt sind Millionen Menschen zu Stubenhockern mutiert. Knochenerweichung, Gelenkabnutzung, Verspannungen, muskuläres Ungleichgewicht und Bandscheibenvorfälle sind heute schon Volkskrankheiten und der Preis, den wir für unsere Bequemlichkeit und Inaktivität bezahlen müssen. Das beste Mittel gegen die negativen Folgen des Bewegungsmangels ist ein gezieltes Training. Unser Tipp: Verschreiben Sie sich regelmäßig Balanced Fitness.

Das Skelett – ein Wunderwerk der Natur

Der Mensch hat Autos geschaffen, die in wenigen Sekunden auf 200 Stundenkilometer beschleunigen können. Er hat Raketen gebaut, die es bis zum Mond, bald sogar bis zum Mars schaffen. Er hat Computer erdacht, die in Bruchteilen von Sekunden auch die schwierigsten Rechenprozesse mühelos meistern. Doch eines der größten Wunderwerke hat nicht der Mensch, sondern die Natur geschaffen: das menschliche Skelett. Es setzt sich aus 208 bis 214 Knochen zusammen (die Anzahl variiert von Person zu Person, da unterschiedlich viele Kleinknochen in Fuß und Wirbelsäule vorhanden sein können). Die Knochen unterscheiden sich in Form und Größe. Da gibt es flache Knochen, wie die des Schädels, der Rippen, des Brustbeins oder des Schulterblattes, Röhrenknochen an Armen und Beinen sowie kurze Knochen an den Handwurzeln. Und schließlich findet man unregelmäßig geformte Knochen, wie etwa die Wirbelkörper. Seit rund 1,5 Millionen Jahren hat sich an dem perfekt zusammengefügten Puzzle nichts mehr verändert.

Wahre Multitalente: die Knochen

Die Hauptaufgabe der Knochen besteht in ihrer Stütz- und Bewegungsfunktion, die durch gelenkige Verbindungen möglich werden. Doch die Knochen können noch viel mehr, dienen beispielsweise als Speicher für Mineralstoffe wie Kalzium und Phosphat. Das Knochenmark produziert Zellen, aus denen sich die roten und weißen Blutkörperchen entwickeln.

Balanced **Info**

Allein in einer Hand befinden sich 27 Knochen. Sie sind untereinander durch 18 Gelenke verbunden. 35 Muskeln ziehen an den Sehnen, wenn wir unsere Hand bewegen. Neben den Affen sind wir die einzigen Lebewesen, die in der Lage sind, den Daumen den anderen Fingern gegenüberzustellen. Diese Haltung wird als Präzisionsgriff bezeichnet.

Eine elegante Konstruktion

Knochen machen trotz ihrer Masse und teilweise beeindruckenden Größe nur etwa 14 Prozent des gesamten Körpergewichts aus. Die Natur hat unser Stützgerüst also in Leichtbauweise konstruiert – außen eine harte Wand, innen ein Gewölbe aus dünnen Balken, die so angeordnet sind, dass sie große Lasten tragen können. Eine sehr elegante Konstruktion, die aber leider auch ein paar Risiken birgt. Denn wenn die Balken spärlicher werden und sich die Dicke der Außenwände verringert, besteht die Gefahr, dass der Knochen leichter bricht. Ursache dafür ist der Umstand, dass es sich bei Knochen nicht um tote Materie handelt, sondern dass sie sich wie ein lebendiges Organ ständig selbst erneuern. Gerät dieser natürliche Kreislauf aus dem Lot, wird also mehr Substanz ab- als aufgebaut, verliert der Knochen seine Stabilität. Dann ist sie da, die gefürchtete Osteoporose (siehe Seite 34), unter der bereits 7,8 Millionen Menschen in Deutschland leiden. Viele davon, ohne es zu wissen – bis es plötzlich knackt …

Osteoporose – Gefahr für unsere Knochen

Die aktuellen Zahlen sollten uns alle wachrütteln. Alle 30 Sekunden bricht sich in Europa jemand einen Knochen aufgrund von Osteoporose. Hierzulande leiden jede dritte Frau und jeder fünfte Mann darunter, insgesamt bis zu acht Millionen Menschen.

Es trifft schon junge Menschen

Die Osteoporose ist eine ernste Erkrankung: Ein Ausrutscher auf der Treppe, schon ist die Hüfte angeknackst. Eine schwere Einkaufstasche ungeschickt gehoben, und schon ist das Handgelenk gebrochen. Früher galt die Osteoporose als reine Alterskrankheit, doch aufgrund des Bewegungsmangels und der häufig ungesunden Ernährung sind heutzutage auch immer mehr junge Menschen davon betroffen.

An der Universität von Arkansas brachte eine Studie an 18- bis 30-jährigen Frauen Erschreckendes zutage: zwei Prozent der Untersuchten litten bereits unter Osteoporose, weitere 15 Prozent mussten als gefährdet eingestuft werden.

Der Faktor Ernährung

Wer nun glaubt, es handele sich hier aufgrund der vielen übergewichtigen und fehlernährten Menschen in den USA um ein rein amerikanisches Problem, der irrt. Die Ergebnisse sind durchaus auf Deutschland übertragbar. Hauptgrund dafür ist auch bei uns der ungesunde Lebensstil. Die Ernährung ist zu wenig ausgewogen oder wird, zum Beispiel durch den grassierenden Diätwahn, bewusst eingeschränkt. Viele Frauen verzichten beispielsweise aus Angst vor dem darin enthaltenen Fett auf Käse, Jogurt und andere Milchprodukte. Dadurch nehmen sie aber zu wenig Kalzium zu sich. Dieser Mineralstoff ist der wichtigste Baustein unserer Knochen und damit ein starker Verbündeter bei der Vorbeugung und im Kampf gegen Osteoporose. Auch die in letzter Zeit wieder so populären Eiweißdiäten, wie zum Beispiel

Balanced **Tipp**

Gesunde Knochen sichern die Lebensqualität. Wer lange ein stabiles Skelett sein Eigen nennen will, kann durch ganz einfache Vermeidungsstrategien den natürlichen Abbau verzögern. Machen Sie einen großen Bogen um die folgenden »Knochenräuber«:

- Phosphate in Fertiggerichten, Wurst, Softdrinks (vor allem Cola)
- einseitige Diäten
- Abführmittel
- Rauchen
- zu viel Alkohol
- viel tierisches Eiweiß und Kochsalz

die Atkins-Diät, sind auf lange Sicht Gift für die Knochen, denn sie entziehen dem Körper ebenfalls Kalzium.

Bewegungsmangel schadet den Knochen

Große Gefahr für die Knochen droht auch durch Bewegungsmangel. Der ist nicht nur in Amerika, sondern auch bei uns weit verbreitet. Immer, wenn sich die Muskulatur anspannt, erzeugt sie Kräfte, die über die Sehnen an die Knochen weitergegeben werden. Bestimmte Zellen registrieren diese Krafteinwirkung. Ist die Belastung ausreichend groß, senden sie Signale an die Knochenaufbauzellen (Osteoblasten). Diese vollziehen die Knochenbildung, der Knochen wird dichter und stabiler. Bleibt die Stimulation der Muskeln aber aus, überwiegt die Tätigkeit der Osteoklasten (Knochenabbauzellen). Folge: Der Knochen verliert an Masse und Festigkeit. Deswegen bekommen auch Astronauten, die über mehrere Wochen hinweg im All der Schwerelosigkeit ausgesetzt sind, so leicht Osteoporose. Ihnen fehlen nämlich die Reize der gegen die Schwerkraft arbeitenden Muskeln. Das Gleiche gilt für Menschen, die aufgrund eines Unfalls oder einer Krankheit lange Zeit ans Bett gefesselt sind.

Körperliche Überlastung fördert Osteoporose

Doch nicht nur zu wenig, auch zu viel Sport kann den Knochen schaden. So konnten wir bei Ausdauersportlerinnen und auch Profitänzerinnen eine bedrohlich niedrige Knochendichte nachweisen. Hauptursachen sind wahrscheinlich permanente Diäten, Untergewicht (kritisch wird es, wenn der Körperfettanteil unter 19 Prozent absinkt) und hormonale Fehlsteuerungen. Es kommt gar nicht so selten vor, dass bei Hochleistungssportlerinnen durch die extremen Belastungen der Östrogenspiegel so dramatisch absinkt, dass sogar die Menstruation ausbleibt. Der Hormonmangel schränkt aber auch den Knochenaufbau ein, dadurch setzt der Schwund ein – ähnlich wie bei Frauen in den Wechseljahren (siehe unten). Die Knochen verlieren aber nicht nur an Masse, es verschlechtert sich auch die ursprünglich perfekt funktionsangepasste Architektur des Knochens. Denn im dreidimensionalen Knochengitter fehlen immer mehr kleine Bausteine. Der Knochen wird porös und brüchig.

Balanced **Tipp**

Mit drei simplen Maßnahmen können Sie das Fortschreiten der Osteoporose bremsen: Stellen Sie Ihre Ernährung um (siehe Seite 37), geben Sie Zigaretten und Alkohol auf, und bewegen Sie sich mehr.

Das Alter setzt den Knochen zu

Auch das Altern kann unsere Knochen mürbe machen. Denn etwa ab dem 40. Lebensjahr verlieren die Knochen an Masse. Zunächst etwa ein Prozent pro Jahr, parallel zum Verlust der Muskelleistung. Bei Frauen sind es nach den Wechseljahren durch den Mangel an knochenstärkendem Östrogen sogar drei bis vier Prozent. Aber Achtung: Das sind statistische Durchschnittswerte. Jeder – ob Frau oder Mann – kann sein »Knochenkonto« füllen und sein Osteoporoserisiko selbst bestimmen.

Wie hoch ist Ihr Risiko?

Wie Sie sehen, gibt es eine Vielzahl von Faktoren, die die Entstehung von Osteoporose beeinflussen. Wie hoch Ihr persönliches Risiko ist, am tückischen Knochenschwund zu erkranken, können Sie anhand der nachfolgenden Punkte überprüfen.

1. Erbliche Vorbelastung

Ist bei Verwandten ersten Grades (Eltern und Geschwister) bereits Osteoporose aufgetreten, spricht das für ein erhöhtes Risiko.

2. Fehlernährung

Einseitige Diäten, Essstörungen (Bulimie, Magersucht) oder auch eine Lebensmittelunverträglichkeit (z.B. Laktoseintoleranz) sowie Schwankungen im Mineralhaushalt sind bedenklich. Chronische Darmentzündungen und Aufnahmestörungen im Magen-Darm-Bereich können ebenfalls zu Versorgungsstörungen führen.

3. Östrogenmangel

Hinweise auf einen Östrogenmangel sind eine spät einsetzende erste Regelblutung (ab 16 oder 17 Jahren) oder monatelanges Ausbleiben der Regel ohne Schwangerschaft.

4. Extremes Untergewicht

Ein Body-Mass-Index (BMI) unter 20 gilt als Osteoporose-Risikofaktor. Der BMI wird wie folgt errechnet:

Multiplizieren Sie Ihre Körpergröße in Metern mit sich selbst.

Beispiel: 1,75 Meter mal 1,75 Meter. Dies ergibt 3,06 Meter.

Dann teilen Sie Ihr Körpergewicht durch diese Zahl.

Beispiel: 75 Kilogramm: 3,06. Das ergibt einen Body-Mass-Index von 24,5.

Das »Idealgewicht« liegt zwischen 20 und 25. Bei einem BMI unter 20 liegt Untergewicht vor.

5. Erkrankungen

Krankheiten, welche die Osteoporose begünstigen, sind zum Beispiel rheumatoide Arthritis und viele Immunerkrankungen. Weitere »Knochenräuber« sind Kortisonbehandlungen oder Krankheiten, bei denen man lange Zeit Bettruhe einhalten muss.

Osteoporose ist kein unausweichliches Schicksal

Osteoporose verursacht schlimme Schmerzen und hohe Kosten, wenn sie erst nach dem ersten Bruch diagnostiziert wird. Wenn sie aber rechtzeitig entdeckt wird, lässt sich der Knochenschwund stoppen, ja sogar rückgängig machen. Unser Rat: Menschen, die zu einer Risikogruppe zählen (siehe oben), sollten gelegentlich eine Knochenuntersuchung beim Spezialisten machen lassen.

Osteoporose behandeln

Die optimale Therapie der Osteoporose steht auf vier Säulen: Bewegung, Kalzium, Vitamin D und spezielle Arzneien, die den Knochenabbau stoppen. Dabei handelt es sich um so genannte Bisphosphonate. Sie hemmen gezielt die Osteoklasten und verbessern die Knochenfestigkeit.

Möglich ist auch eine Therapie mit so genannten SERM (selektive Östrogen-Rezeptor-Modulatoren). Obwohl es sich bei diesen Medikamenten nicht um Hormone handelt, beeinflussen sie den Knochenaufbau ähnlich wie Östrogene.
Erst seit kurzem gibt es Medikamente, die den Knochenaufbau gezielt fördern: Strontiumranelat und Parathormon (ein von den Nebenschilddrüsen gebildetes Hormon).
Eine Hormonersatztherapie kommt zum Einsatz, wenn zum Knochenschwund auch noch starke Wechseljahrsbeschwerden hinzukommen.

Balanced **Tipp**

Kalzium und Vitamin D sind unerlässlich für starke und gesunde Knochen. Deshalb ist eine ausgewogene vitamin- und mineralstoffreiche Ernährung auch so wichtig. Erwachsene sollten täglich mindestens 1000 Milligramm Kalzium zu sich nehmen. Die besten Kalziumquellen sind Milch und Milchprodukte (v. a. Hartkäse). Viel Kalzium steckt aber auch in Spinat, Brunnenkresse, grünen Bohnen, Brokkoli, Sardinen, Lachs, Tofu, getrockneten Feigen und Aprikosen.
Vitamin D ist in allen Milchprodukten, aber auch in Lebertran, Eigelb, Butter, Lachs und Tofu enthalten.

Es ist nie zu spät

Wir wissen heute, dass Menschen, die in ihrer Jugend körperlich sehr aktiv waren, auch im Alter noch stärkere Knochen haben. Die nächste gute Nachricht: Es ist praktisch nie zu spät, seine Knochen fit zu machen. Selbst 80-Jährige können noch Muskeln aufbauen und mit gezieltem Training dem Knochenschwund entgegenwirken. Einmal trainierte Muskeln schützen das Skelett auch noch Jahre nach dem Sportprogramm. Studien beweisen, dass ältere Frauen, die zwei Jahre lang zweimal pro Woche ein gezieltes Krafttraining absolvierten, noch acht Jahre nach Trainingsende leistungsfähigere Muskeln hatten als gleichaltrige Inaktive. Ihre Knochen waren zudem fester und brachen seltener.
Balanced Fitness – das haben unsere Studien gezeigt – ist ideal geeignet, um die Knochen bis ins hohe Alter fest und stabil zu halten. Und auch wer schon an Osteoporose leidet, kann von dem Training profitieren, sollte aber vorher unbedingt seinen Arzt konsultieren.

Die Wirbelsäule – das Kreuz mit dem Kreuz

Rückenschmerzen sind die Volkskrankheit Nummer eins. Laut neuester Statistik leiden 80 Prozent der Bevölkerung im Laufe ihres Lebens mindestens einmal an Rückenschmerzen. Damit hat sich die Zahl der Betroffenen in den letzten 30 Jahren verfünffacht.

Wie der Rückenschmerz entsteht

Manchmal macht die Wirbelsäule schon bei ganz harmlosen Bewegungen schlapp. Eine falsche Drehung, und schon ist es passiert. »L5-S1« lautet dann die Diagnose beim Arzt. Klingt wie beim Schiffeversenken, meint aber jene knöchrigen Wirbelkörper, die bei den meisten Menschen aus dem Lot geraten sind. Nur jeder Fünfte gehört zu den Glücklichen, die Rückenschmerzen nur vom Hörensagen kennen. Der Rest der Bevölkerung ist mehr oder weniger regelmäßig in Behandlung. Täglich pilgern etwa zwei Millionen Menschen zu Ärzten und Physiotherapeuten. Sie lassen sich spritzen, einrenken und strecken. Die moderne Medizin hat in den letzten zwanzig Jahren gewaltige Fortschritte gemacht. Computertomographen durchleuchten den Körper Millimeter für Millimeter, fahnden mit großem Erfolg auch nach dem winzigsten Defekt. Mit Laserskalpellen operieren Ärzte superpräzise das Bandscheibengewebe, und selbst mit Radiowellen rückt man dem Schmerz zu Leibe. Doch sind Rückfälle meist schon vorprogrammiert.

Ärzte, Sportwissenschaftler, Biomechaniker und Physiotherapeuten sind sich einig: Hauptursache für die Rückenschmerzen und die hohe Rückfallquote ist bei den meisten Patienten eine zu schwache – weil untrainierte – Muskulatur.

Der Rücken muss im Gleichgewicht sein

Unsere Wirbelsäule wird von zahlreichen Muskeln zusammengehalten. Sie haben zungenbrecherische Namen wie Musculi interspinales rotatores oder Musculus erector spinae. Diese und viele andere bilden ein Geflecht dünner Muskelbänder, die sämtliche Wirbel kreuz und quer miteinander verketten. Da gibt es zum Beispiel die so genannte autochthone Muskulatur, die unseren Körper ständig ausbalanciert, ohne dass wir etwas davon merken. Diese Stützbänder arbeiten immer im Duo: Während ein Muskelstrang zieht, gibt sein Gegenspieler haltend nach – und umgekehrt.

Darüber liegen die Kraftpakete unserer Oberflächenmuskulatur, welche die Arme, die Beine, den Bauch und den Po mit der Wirbelsäule verbinden. Sie stützen das Rückgrat kräftig ab und sorgen dafür, dass wir uns aufrecht halten können.

Dieses komplizierte System kann aber nur dann funktionieren, wenn alle beteiligten Muskeln kräftig und gleich stark sind. Sonst agieren nur die »Cracks«. Die schwächere Muskulatur klinkt sich aus und verliert weiter an Kraft. Folge: Die Wirbelsäule bekommt Schlagseite, und das bedeutet einseitige Abnutzung, frühen Verschleiß und Schmerzen.

»Rache« der Evolution

Warum so viele Menschen gekrümmt und mit Schmerzen durch das Leben wandern, verrät ein Blick auf die Anatomie: Unsere Wirbelsäule mit ihren 24 knöchernen Wirbelkörpern, ihren dazwischenliegenden Bandscheiben und der umgebenden Muskulatur ist wie bereits erwähnt eine höchst labile Konstruktion. Ursache ist ein folgenschwerer Schritt in der Evolution: Vor etwa vier Millionen Jahren entschied sich der Urmensch für den aufrechten Gang und wurde vom Vierbeiner (Quattropedus) zum Zweibeiner (Duopedus). Dieser Schritt erweiterte zwar den Handlungsspielraum und beschleunigte den Siegeszug des Menschen, doch wurden die Vorteile aus heutiger Sicht teuer erkauft.

Das zentrale Element, das den aufrechten Gang ermöglicht, ist die Wirbelsäule, die in ihrer Funktion eigentlich für Vierbeiner optimiert ist. Damit die »senkrechte« menschliche Wirbelsäule nicht kaputtgeht, muss das ganze System durch »artgerechte« Bewegung lebenslang gepflegt werden, und man darf es nicht überlasten. Über Jahrtausende war dies durch die hohe körperliche Aktivität der Menschen – vor allem für den Nahrungserwerb – gewährleistet. Heute ist das anders. Durch unseren Lebensstil mit viel zu wenig Bewegung, stundenlangem (oft gekrümmtem) Sitzen, (falschem) Heben von schweren Lasten ist sie häufig total überfordert. Natur und Evolution haben unseren Körper für ein Leben ausgestattet, das wir nicht mehr führen.

Balanced **Info**

Forscher haben Nomadenstämme beobachtet, die heute noch so leben wie unsere Vorfahren. Ergebnis: Die Nomaden bewegen sich viel mehr als die Menschen in den Industrienationen, sie sind deutlich schlanker und leiden trotz schlechterer medizinischer Versorgung viel seltener unter Rückenschmerzen.

Wirbelsäule und Krankheiten

Schäden an der Wirbelsäule können eine Vielzahl von Krankheiten nach sich ziehen. Haben Sie gewusst, dass Erkrankungen wie Herzrasen, Sehstörungen, Magenschmerzen oder Infekte in den Nasennebenhöhlen von einem Defekt an der Wirbelsäule ausgelöst werden können? Der Grund für diesen kuriosen Umstand liegt darin, dass unzählige Nervenbündel aus den einzelnen Wirbeln austreten und von dort aus die unterschiedlichsten Körperregionen versorgen. Ist also am Rücken etwas nicht in Ordnung, kann sich das ganz woanders im Körper bemerkbar machen. Das macht beispielsweise die Diagnose von manchen Erkrankungen so schwierig. Da wird zum Beispiel jemand wegen Tinnitus (Ohrgeräuschen) monatelang behandelt, der Auslöser – ein verengter Wirbelkanal – wird allerdings nicht gefunden.

Auf den folgenden Seiten finden Sie einen Überblick über häufige Defeke an der Wirbelsäule und deren Folgen.

Störungen im Kopf-Hals-Schulter-Bereich

Rückenleiden im Kopf-Hals-Schulter-Bereich können zu Kopfschmerzen, Migräne, Schwindel, Übelkeit, Trigeminus-Neuralgie (Gesichtsschmerz), Tinnitus, Hörsturz, Sehstörungen, Kiefergelenk- und Kaubeschwerden, Schluckstörungen (Kloßgefühl), chronischen Infekten im Nasennebenhöhlenbereich, Nacken- und Schulterverspannungen sowie Schmerzen im Schultergelenk, Oberarm, Unterarm, in den Händen und Fingern führen.

Störungen im Brustbereich

Rückenleiden im Brustbereich können zu Herzbeschwerden wie Herzstichen und Herzrasen sowie herzinfarktähnlichen Symptomen führen. Ist der Bereich betroffen, der Lunge, Bronchien und Brustkorb versorgt, drohen sogar Asthma und Bronchitis. Sind die Nervenleitungen unterbrochen, die vom vierten Brustwirbel ausgehen, kann es zu Sodbrennen und anderen Magenbeschwerden wie Völlegefühl, Darmgrimmen und Aufstoßen kommen.

Störungen im unteren Bereich

Rückenleiden im unteren Bereich der Wirbelsäule können zu Verstopfung und einer Reizung der Darmschleimhaut, chronischen Blasenleiden, gynäkologischen Beschwerden (Impotenz, Menstruationsstörungen) sowie Gefühlsstörungen und entzündlichen Beschwerden im Genitalbereich führen. Besonders schmerzhaft sind ein Hexenschuss oder ein gereizter Ischiasnerv, die von einem Defekt an der unteren Wirbelsäule herrühren. Es kann aber auch zu Taubheitsgefühlen in den Beinen, zu Wadenkrämpfen und Beschwerden in den Füßen kommen.

Balanced **Tipp**

Die meisten Menschen in der westlichen Welt sind zu Sitzwesen mutiert. Auf durchschnittlich 1000 Schritte kommt ein Büromensch heute. Mindestens 3000 wären aber nötig, um der schützenden und stützenden Bauch- und Rückenmuskulatur die nötige Stabilität zu geben. Wer zudem noch ein moderates Bewegungsprogramm durchführt, ist vor dem Kreuz mit dem Kreuz optimal gefeit. Unser Tipp deshalb: Starten Sie noch heute mit Balanced-Fitness.

Bewegung stärkt den Rücken

Der Bewegungsapparat trägt seinen Namen nicht umsonst. Muskeln, Sehnen, Bänder, Knochen und Bandscheiben brauchen regelmäßige Belastungsreize. Bleiben diese aus, kommt es zu Verschleißerscheinungen, Schädigungen und einer reduzierten Belastungsfähigkeit. Glauben Sie uns: 90 Prozent aller Rückenleiden sind vermeidbar. Und selbst wenn bereits Probleme bestehen, gibt es zahlreiche Möglichkeiten, um etwas dagegen zu unternehmen. Ideal geeignet ist Balanced Fitness!

Das Geheimnis der Propriozeption

Erst seit ein paar Jahren – seit der Entwicklung von Hightechapparaten wie Computer- oder Magnetresonanztomographen – kennen wir die Bedeutung des Zusammenspiels von Nerven und Muskeln. Wir wissen mittlerweile recht genau, was sich in unserem Körper so alles abspielt, und können erstaunliche Ergebnisse präsentieren: So hängt eine ausgeglichene Körperhaltung vor allem vom perfekten Zusammenspiel der Nerven und Muskeln und ihrer Kontrolle über sämtliche Gelenke ab. Unsere Sinne funktionieren in einem kompliziert verzweigten und komplexen Netz von Rezeptoren und Nervenbahnen, die äußere und innere Eindrücke registrieren und zu den Steuerungszentren im Gehirn leiten. Dazu werden dem Körper über so genannte Propriozeptoren ständig Informationen übermittelt, damit er automatisch über seinen Bewegungsapparat und die Muskelketten auf Einflüsse reagieren kann, etwa auf Gleichgewichtsverlagerungen durch Bewegung.

Schon von Geburt an benötigen wir vielfältig aktivierende Reize und Wahrnehmungen für ein später gut ausgeprägtes und leistungsfähiges Sinnessystem. Im Säuglingsalter sind die neuronalen Informationsstrukturen zwar schon angelegt, jedoch noch nicht miteinander verschaltet. Diese nervale Vernetzung ist ein Entwicklungsprozess. Und je vielfältiger und variationsreicher das Angebot an Reizen ist, umso differenzierter lernen wir, unsere Umwelt wahrzunehmen.

Bewegung und Koordination entwickeln sich aus dem Zusammenspiel der Sinne mit möglichst vielen Körperbewegungen. Das Gehirn lernt, aus den zahlreichen Botschaften von den Rezeptoren (Meldeorganen) in den ersten Lebensmonaten und -jahren die geeigneten Bewegungs- und Haltungsprogramme zu entwickeln. Und je gezielter und regelmäßiger wir mit unserem Körper üben, umso größer wird das körperliche Bewusstsein. Unser psychisches und physisches Gleichgewicht stabilisieren sich, und unser Leistungspotenzial nimmt zu.

Balanced **Info**

Es sind vor allem die tief liegenden Muskeln, die mit Balanced Fitness trainiert werden. Diese kleinen Kraftpakete können Impulse mit einer Geschwindigkeit von bis zu 650 Stundenkilometern weiterleiten. Dadurch werden Bewegungen nicht bewusst über das Gehirn gesteuert, sondern reflektonisch über die Nervenzellen des Rückenmarks. Je besser dieser Mechanismus funktioniert, desto seltener kommt es zu Rückenschmerzen.

Jeden Muskel trainieren und das Gleichgewicht erhalten

Wenn Sie dem ausgeklügelten Wunderwerk Wirbelsäule gerecht werden und sich endgültig von Rückenschmerzen befreien wollen, gibt es kaum etwas Besseres als das Balanced-Fitness-Programm. Es ist so aufgebaut, dass jedem Muskel die Aufmerksamkeit geschenkt wird, die er verdient. Einige werden sich vielleicht wundern, warum die Bauch- oder auch Beinmuskulatur trainiert wird. Die Antwort ist einfach: Die Muskeln können nur dann einwandfrei arbeiten, wenn sie alle ausbalanciert sind.

Das Herz-Kreislauf-System

Zusammen mit dem Herzen bilden die Gefäße das menschliche Herz-Kreislauf-System. Es zeichnet sich durch seine ungeheure Leistungsfähigkeit aus und funktioniert bei guter Pflege ein Leben lang störungsfrei.

Das Herz – Motor des Lebens

Die Entwicklungsabteilung der Natur hat bei der Konstruktion des lebenswichtigen Organs allerfeinste Arbeit geleistet. Würde man unser Herz mit einem Automotor vergleichen, so würden sich die technischen Daten etwa wie folgt lesen: Das Herz ist in einem kompakten Gehäuse platziert, es verfügt über Mehrventiltechnik mit reibungsfreier Aufhängung und integrierter Steuerungssoftware. Es verbrennt problemlos drei verschiedene Kraftstoffe, und die Leerlaufdrehzahl lässt sich spielend auf das Dreifache erhöhen.

Der wichtigste Muskel

Das Herz ist das Zentralorgan des menschlichen Körpers. Angetrieben wird es von einem eigenen Erregungsleitungssystem, dessen Impulse von einem natürlichen Schrittmacher – dem Sinusknoten – in der Wand des rechten Vorhofs ausgehen. Dieser sorgt dafür, dass sich der Herzmuskel in stetigem Wechsel zusammenzieht und erschlafft. Elektrisch geladene Natrium- und Kaliumteilchen spielen bei diesem Vorgang eine entscheidende Rolle. Sie erzeugen an der Zellmembran eine Spannung, die von Zelle zu Zelle weitergegeben wird.

Eine leistungsfähige Pumpe

Das Herz versorgt den ganzen Körper mit Blut und stellt den Muskeln so Sauerstoff und Energie zur Verfügung. Das Blut fließt dabei nicht nur durch einen, sondern sogar durch zwei Kreisläufe, in deren Zentrum das Herz sitzt. Mit jedem Schlag pumpt es verbrauchtes Blut aus der rechten Herzkammer in die Lunge. Dort nimmt das Blut Sauerstoff auf und strömt durch die Lungenvene zurück in den Vorhof der linken Herzkammer. Hier steigt der Druck so lange an, bis sich die Klappe zur eigentlichen Kammer öffnet. Diese füllt sich, während der Vorhof erschlafft. Wenn sich der Herzmuskel dann zusammenzieht, wird die Aortenklappe aufgedrückt, und frisches Blut schießt aus der Kammer in die Hauptschlagader und von dort weiter durch den ganzen Körper. Nachdem das Blut den Sauerstoff unterwegs an die Körperzellen abgegeben hat, geht es durch die Venen zurück zum Herzen. Die obere Hohlvene mündet in den Vorhof der rechten Herzkammer, und der Zyklus beginnt von vorn.

Non-stop-Schwerstarbeit

Durchschnittlich 70- bis 80-mal pro Minute schlägt das Herz eines untrainierten Erwachsenen und pumpt dabei 70 bis 90 Milliliter Blut in den Kreislauf. 300 Liter sind es im Laufe einer Stunde – die Füllmenge einer

Badewanne. In einem Jahr pumpt das Herz stolze 2,55 Millionen Liter – ohne Pause. Das ist natürlich absolute Schwerstarbeit.

Lange Haltbarkeit bei guter Pflege

Angesichts der ungeheuren Pumpleistung des Herzens stellt sich natürlich die Frage, wie lange es diesen unglaublichen Kraftakt durchhalten kann. Die Antwort wurde längst gefunden: Die Natur hat das Herz so konstruiert, dass es über 100 Jahre alt werden kann. Vorausgesetzt es wird vernünftig »gewartet«. Und das geht ganz einfach.

Das Herz ist ein Muskel, und wie jeder Muskel des menschlichen Körpers reagiert auch das Herz auf körperliche Belastung mit einer Leistungssteigerung. Wer sich regelmäßig bewegt, kann dem Herzen viel Arbeit abnehmen. Bis zu 30000 Schläge lassen sich durch ein moderates Training täglich einsparen. Gesparte Schläge bedeuten geringere Abnutzung und damit eine höhere Lebenserwartung. Doch das ist längst nicht alles: Auch der Füllungsraum des Herzens vergrößert sich. Mit anderen Worten: Das Herz pumpt mit weniger Schlägen mehr Blut durch den Körper. Es muss 25 Prozent weniger leisten und schlägt sozusagen als Dankeschön 20 Jahre länger.

Balanced **Info**

Bei einer sitzenden Tätigkeit pumpt das Herz jede Minute 6,7 Liter Blut durch den Körper. Ein untrainiertes Herz befördert pro Schlag etwa 90 Milliliter Blut in die Arterien und muss genau 74,4-mal pro Minute schlagen, um die notwendige Menge zu liefern. Ein trainiertes Herz schafft ohne weiteres 120 Milliliter und braucht dafür nur 55,8 Schläge pro Minute. Spitzensportler kommen auf eine Pumpleistung von 160 Milliliter Blut pro Herzschlag. 41,9 Schläge pro Minute reichen ihnen für die Fördermenge. Mit anderen Worten: Zu viel Ruhe wird auf Dauer zu einer großen Belastung. Doch hier die gute Nachricht: Schon mit etwas regelmäßiger Bewegung lässt sich unser Herz wirkungsvoll trainieren.

Die Blutgefäße

Wie Flüsse auf einer Landkarte schlängeln sich die Blutgefäße durch den ganzen menschlichen Körper. Von der großen, direkt vom Herzen wegführenden Aorta bis hin zu den nur Millimeter dünnen Verästelungen des Kapillarnetzes kommen mehr als 140000 Kilometer zusammen. Ein ausgeklügeltes Kanalisationssystem mit einer Gesamtoberfläche von rund 400 Quadratmetern.

Durchlässig und flexibel

Gesunde Gefäße sind elastisch und muskulös. Sie passen sich unterschiedlichen Drucksituationen an, weiten sich oder ziehen sich zusammen. Mit einem Durchmesser von 1,5 Zentimetern ist die Halsschlagader am größten. Zu den dünnsten Gefäßen gehören die Haargefäße, die ihrem Namen alle Ehre machen, denn sie sind nur etwa 0,3 Millimeter dick. Ob dick oder dünn – in ihrem Aufbau sind alle Gefäße gleich. Sie bestehen aus einer dreischichtigen elastischen Wand. Die Innenschicht, die Tunica intima, kleidet die Gefäße aus. Sie ist spiegelglatt, damit das Blut ungehindert fließen kann. Die mittlere Schicht, die Tunica media, besteht vor allem aus glatter Muskulatur und elastischen Fasern. Sie kann eine Verengung oder Erweiterung der Gefäße bewirken und dadurch den Blutstrom beeinflussen. Die äußere Wand, die Tunica externa, wird von einer Schicht Bindegewebe gebildet, in der elastische Fasern verlaufen. Sie führt Gefäßnerven und kleinste Blutgefäße, die zur Blutversorgung der Arterienwand bis in die mittlere Schicht eindringen, und stellt so eine Verbindung mit der Umgebung her.

Balanced Tipp

Um Ihr Herz leistungsfähig zu halten, sollten Sie neben dem Balanced-Fitness-Training noch eine Ausdauersportart betreiben. Am besten sind Walken, Rad fahren oder Joggen. Zwei bis drei Einheiten die Woche von etwa 30 bis 40 Minuten Dauer sind ideal. Bleiben Sie am Ball und achten Sie auf regelmäßiges Training, denn allzu lange Pausen bestraft der Körper mit Leistungseinbußen. Auch die Dosierung ist sehr wichtig, denn wer das Ausdauertraining übertreibt und seinen Organismus überlastet, kann sich schaden. Also verzichten Sie auf falschen Ehrgeiz und hören Sie auf Ihren Körper.

Auch Blutgefäße brauchen Training

Wenn Sie sich bewegen – etwa wie beim Balanced-Fitness-Programm – steigt der Energiebedarf der Muskulatur. Folge: Der Körper pumpt mehr Blut in die benutzte Muskulatur. Dadurch steigt die Leistungsfähigkeit. Mit diesem einfachen Mechanismus regelt der Körper seine Blutversorgung entsprechend dem Bedarf.

So genial dieses Prinzip auch ist, hat es doch eine Schwachstelle: Wenn es nicht gebraucht beziehungsweise belastet wird, verkümmert es. Bewegungsmangel verringert also die Elastizität der Gefäße, sie werden starr und verlieren die Fähigkeit, sich zusammenzuziehen und zu erweitern. Durch solch ein verkümmertes Gefäßsystem fließt deutlich weniger Blut und damit fließen weniger Sauerstoff und Energie. Die Leistungsfähigkeit nimmt ab, schon bei geringen Anstrengungen kommt der Körper aus der Puste.

Gefäßkiller Arteriosklerose

Der Verlust an Elastizität ist aber nur die eine Seite. Viel schlimmer ist die schleichende Gefahr, die dem Transportsystem des Blutes durch die so genannte Arteriosklerose droht. Was der Volksmund verharmlosend als Verkalkung beschreibt, ist in den Industrienationen nach wie vor der Killer Nummer eins. Noch bis vor kurzem waren sich Ärzte sicher, dass Cholesterin- und Kalkablagerungen in den Herzkranzgefäßen zum Super-GAU im lebenswichtigen Muskel führen. Inzwischen weiß man: Weder die Größe der abgelagerten Partikel noch die Stärke der Verkalkung ist Auslöser eines Infarkts. Es kommt nur darauf an, ob die dünne Schutzschicht, die von den Ablagerungen abgedeckt wird, reißt. Wenn das nämlich passiert, setzt das Gerinnungssystem des Körpers ein. Massenhaft eilen Blutplättchen herbei, die das Gefäß innerhalb von Minuten völlig verstopfen. Die Folge: Ein Herzinfarkt. Warum es zu dieser katastrophalen Kettenreaktion kommt, weiß man allerdings noch nicht so genau. Fest steht aber, dass es sich um einen schleichenden Prozess handelt. Die Schutzschicht ist umso instabiler, je höher der Anteil der Cholesterinablagerungen ist.

Die besten Strategien gegen Herz-Kreislauf-Erkrankungen

Zum Kummer der Kardiologen unterschätzen viele Menschen die Gefahr, die von Herz-Kreislauf-Erkrankungen ausgeht. Bei mehr als 400000 Menschen in Deutschland versagt das Herz seinen Dienst, rund 80000 sterben daran. Und zwar längst nicht mehr nur Senioren. Weil der Lebensstil immer ungesünder wird, trifft der Blitztod auch junge Menschen. Doch es muss nicht zu Herz-Kreislauf-Erkrankungen kommen. Hier die besten Gegenstrategien:

1. Sofortiger Rauchstopp

Nichts schädigt Herz und Gefäße so sehr wie die mehr als 4000 giftigen Inhaltsstoffe einer Zigarette.

2. Runter mit den Pfunden

Sehr wichtig ist es, eventuell vorliegendes Übergewicht zu reduzieren. Der BMI (siehe Seite 36) sollte unter 25 liegen.

Eine neue Initiative heißt »Bauchumfang ist Herzenssache«. Die Messung des Bauchumfangs ist eine einfache und schnelle Methode zur Vorhersage des Herz-Kreislauf-Risikos. Ein erhöhtes Risiko besteht bereits ab einem Bauchumfang von 88 Zentimetern bei Frauen und 102 Zentimetern bei Männern. Dieser Wert ist sogar aussagekräftiger als der Body-Mass-Index. Zu viel Bauchfett ist ursächlich dafür verantwortlich, dass das gute HDL- und das schlechte LDL-Cholesterin aus dem Gleichgewicht geraten und die Wirkung des Insulins abgeschwächt wird. Bei einem großen Bauchumfang ist das Herzinfarktrisiko deutlich erhöht.

3. Mehr Bewegung

Wer sich regelmäßig bewegt, kann die herzschädigenden Prozesse verhindern oder sogar rückgängig machen. Wie frisches Grün an einem Strauch sprießen in den Muskeln neue Kapillaren, feine Blutgefäße, die den für die Energiegewinnung unentbehrlichen Sauerstoff an die Zellen heranführen. Arterien werden elastischer, behalten ihre glatte Struktur und erweitern sich bei Anstrengung leichter. Natürlich profitiert auch das Herz. Am besten ist eine Kombination von Krafttraining und Ausdauertraining wie Walken, Joggen oder Schwimmen.

Wenn Sie sich zusätzlich zum Balanced-Fitness-Programm noch für eine Ausdauersportart entscheiden, lohnt sich der Kauf einer Pulsuhr (ab 40 Euro im Sportfachhandel). Mit dieser speziellen Uhr können Sie die Herzfrequenz beim Ausdauertraining überwachen und so immer im idealen Pulsbereich trainieren. Ihr Herz darf nämlich auf keinen Fall zu hoch schlagen. Nur dann wird es leistungsfähiger.

20 gute Gründe, warum Sie jetzt mit Balanced Fitness starten sollten

Die pure Freude an der Bewegung steckt in jedem von uns. Das Problem ist nur, dass viele Menschen in unserer modernen Gesellschaft gar nicht mehr wissen, wie gut ihnen körperliche Ertüchtigung tut.

Mehr Bewegung ins Leben bringen

Eines steht fest: Wenn Sie regelmäßige Bewegung für sich entdecken und sie zu einem festen Bestandteil in Ihrem Leben machen, werden Sie es nicht bereuen. Ganz im Gegenteil: Sie werden nicht nur gesünder sein, sondern auch stressresistenter, glücklicher, zufriedener, schlanker und selbstbewusster. Versprochen! Sie brauchen noch mehr Argumente? Kein Problem – hier finden Sie die 20 besten Gründe für das Balanced-Fitness-Programm:

● 1. Länger leben

Die richtige Fitnessstrategie schenkt Ihnen wertvolle Lebenszeit. Langzeitstudien beweisen, dass körperlich aktive Menschen deutlich länger und vor allem besser leben als inaktive.

● 2. Starkes Immunsystem

Moderates Training steigert die Durchblutung im ganzen Körper. Immunzellen gelangen so besser und schneller an die Körperstellen, an denen sie gebraucht werden. Das ist der beste Schutz beispielsweise vor Erkältungen.

● 3. Besser denken

Regelmäßige Bewegung sorgt für eine bessere Durchblutung des Frontalhirns. Das fördert Denkvermögen und Konzentration ganz erheblich.

● 4. Schutz vor Depressionen

Bei Bewegung flutet der Hypothalamus im Gehirn den Körper mit dem Besten, was die Hormonküche zu bieten hat: Glückshormone wie Endorphin und Serotonin. Balanced Fitness ist also ein Antidepressivum.

● 5. Optimale Durchblutung

In den Muskelzellen sprießen neue Kapillaren, also feinste Blutgefäße, die den für die Energiegewinnung unentbehrlichen Sauerstoff an die Zellen heranführen.

● 6. Weg mit der Cellulite

Neue Muskeln verdrängen das Fettgewebe, verhelfen zu einer straffen Silhouette und bekämpfen die Problemzonen an Po, Hüfte, Bauch und Oberschenkel.

● 7. Stress perlt ab

Balanced Fitness baut die Stresshormone Adrenalin, Noradrenalin und Cortisol ab. Selbst in hektischen Zeiten perlt der Stress an Ihnen ab.

8. Starke Fettverbrennung

Je mehr Muskeln den Körper antreiben, desto höher ist die Fettverbrennung. Da purzeln die Pfunde sogar im Schlaf. Ihre Fettverbrennung wird sich in den nächsten Wochen verdoppeln.

9. Mehr Wachstumshormone

Ein trainierter Körper hat viel mehr vom Wachstumshormon HGH zur Verfügung. Das wirkt sich positiv auf Muskulatur, Bindegewebe, Knochendichte und Herz-Kreislauf-Funktion aus.

10. Sauberes Blut

Wenn Muskeln arbeiten, vermindert das Blutfette. Die Werte des »bösen« LDL-Cholesterins sinken, das Blut gerinnt nicht so leicht und fließt besser.

11. Gerade Haltung

Ein kräftiges Muskelkorsett bringt das Skelett wieder in Position. Das stärkt das Selbstbewusstsein und ist der beste Schutz vor Rücken- und Gelenkschmerzen.

12. Dichte Knochen

Druck und Zug stabilisieren das empfindliche Knochengerüst. Selbst eine angegriffene Struktur kann wieder aufgebaut werden.

13. Schutz vor Diabetes

Balanced Fitness sorgt dafür, dass sich die Insulinempfindlichkeit der Zellen verbessert. Der beste Schutz vor der Zuckerkrankheit.

14. Mehr Flexibilität

Bis ins hohe Alter bleibt der Bewegungsapparat mobil. Auch mit 90 können Sie sich die Schuhe binden oder aufs Rad steigen.

15. Kräftige Venen

Durch die Muskelbewegungen wird bei einer Venenschwäche gestaute Flüssigkeit einfach wegmassiert. Zudem werden die Venen wieder elastisch. Dann ist Schluss mit dicken Füßen und angeschwollenen Knöcheln.

16. Besser atmen

Die verstärkte Atmung beim Training verbessert die Lungenfunktion. Mehr Sauerstoff durchströmt den Körper, und selbst in die hintersten Winkel kommt frische Luft.

17. Optimale Koordination

Das Zusammenspiel zwischen Nerven und Muskeln wird harmonischer und ökonomischer. So leicht kann Sie nichts mehr aus dem Gleichgewicht bringen.

18. Schöner schlummern

Schon nach wenigen Wochen, in denen Sie regelmäßig trainiert haben, schlafen Sie schneller ein, schlafen besser durch und wachen erholter auf. Denn körperliche Bewegung macht angenehm müde.

19. Schneller Energieschub

Regelmäßiges Training versetzt den Körper viel besser in die Lage, auf Situationen blitzschnell zu reagieren, und zwar ohne dass das gleich in Stress ausartet.

20. Starkes Herz

Mit dem Fitnessprogramm kommt der Puls optimal in Schwung. Ein trainiertes Herz spart täglich bis zu 30 000 Schläge ein. Eingesparte Schläge bedeuten geringere Abnutzung des Herzens und damit eine höhere Lebenserwartung.

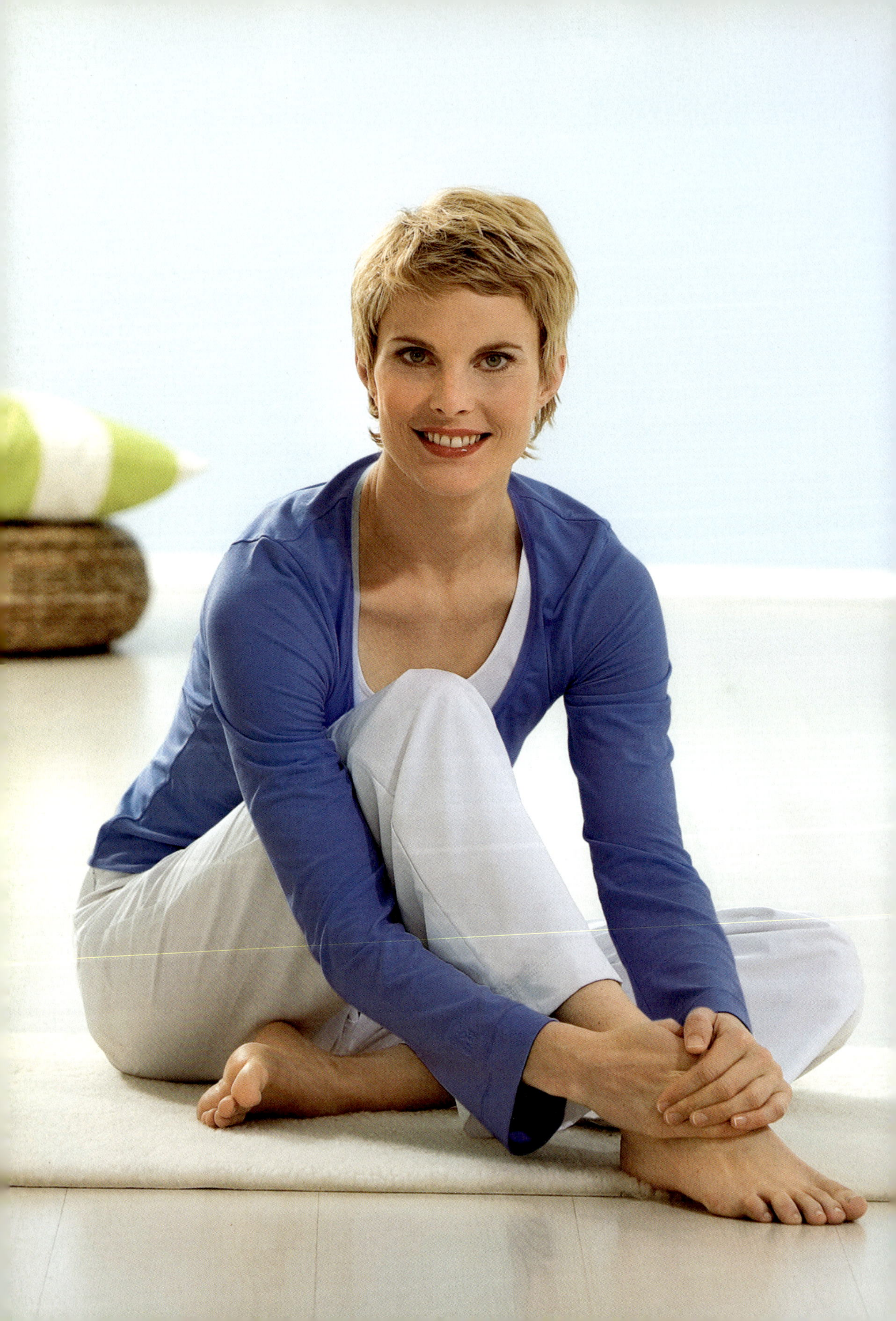

Das sanfte Muskelaufbau-Geheimnis

3

Damit Ihr Balanced-Fitness-Programm ein Erfolg wird, müssen Sie ein paar Punkte beachten. Keine Angst, es sind nur ganz wenige. Sie erleichtern das Üben aber sehr und garantieren Ihnen optimale Ergebnisse für Gesundheit und Wohlbefinden.

So wird Ihr Fitnessprogramm eine Erfolgsgeschichte

Rein in die bequemen Klamotten und los geht's. So simpel ist Balanced Fitness tatsächlich, wenn Sie von Anfang an ein paar grundlegende Dinge für das sichere Gelingen Ihres Trainings beachten.

Jederzeit an jedem Ort

Das Besondere am Balanced-Fitness-Programm ist seine leichte Umsetzbarkeit. Man kann es jederzeit in den eigenen vier Wänden durchführen, eine spezielle Ausrüstung ist nicht nötig. Ziehen Sie sich einfach bequeme Kleidung und ein Paar bequeme Schuhe, vielleicht Turnschuhe, an. Sie können die Übungen auch barfuß oder auf Socken durchführen, sollten dann aber auf einen rutschfesten Untergrund achten. Sie benötigen zudem einen Stuhl und einen Tisch. Beides muss an eine Wand gestellt werden können, um die nötige Stabilität zu gewährleisten. Für einige Übungen benötigen Sie eine etwa 30 Zentimeter hohe Kiste.

Das Übungsprogramm dauert circa 20 bis 30 Minuten. Diese Zeit sollten Sie sich zweimal die Woche nehmen. Viele Übungen zur Verbesserung von Balance und Beweglichkeit können aber auch zwischendurch über den Tag verteilt durchgeführt werden.

Balanced Tipp

Trainieren Sie am besten zu einem Zeitpunkt, zu dem Sie nicht gestört werden. Schalten Sie den Anrufbeantworter an und erklären Sie den Familienangehörigen, dass die nächste halbe Stunde Ihnen gehört. Suchen Sie sich einen Raum aus, in dem Sie sich wohl fühlen und der gute Bedingungen für das Programm bietet.

Vor dem Training abschalten

Wenn Sie vor dem Training viel Stress hatten, sollten Sie erst einmal ein paar Minuten abschalten, statt gleich zu starten. Ein Erfolgsgeheimnis der Balanced Fitness sind die langsamen Bewegungsausführungen. Gestresst ist das kaum durchführbar.

Auf die innere Uhr achten

Trainieren Sie regelmäßig. Am besten, wie schon erwähnt, zweimal die Woche. Auch dreimal wöchentlich ist völlig okay. Die

Dehn- und Balanceübungen können Sie sogar jeden Tag durchführen. Nur bei den Kraftübungen müssen Sie dem Körper Zeit zum Regenerieren geben. Die Muskulatur benötigt rund 48 Stunden bis zur vollständigen Erholung. Sind Sie ein Frühaufsteher oder doch eher ein Langschläfer? Versuchen Sie nicht, gegen Ihren persönlichen Rhythmus anzugehen. Frühaufsteher sind morgens am besten in Form und sollten zwischen 10 und 12 Uhr trainieren. Morgenmuffel trainieren am besten am späten Nachmittag oder am Abend. Optimal ist es auch, wenn Sie möglichst immer zur gleichen Tageszeit trainieren. Der Körper stellt sich darauf ein und entwickelt schon Stunden vorher eine stetig wachsende Leistungsbereitschaft.

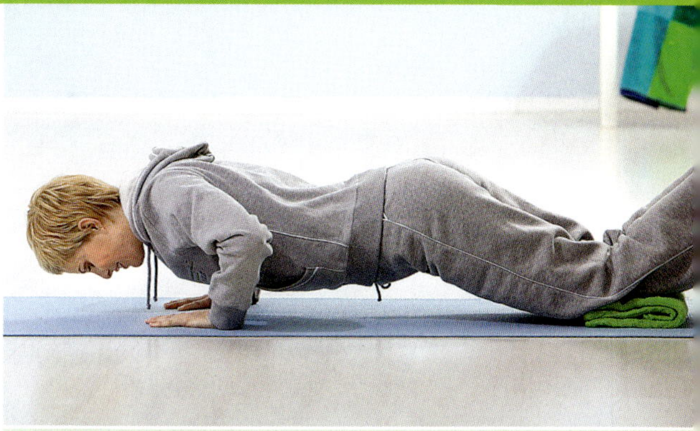

Gerade bei Übungen, die etwas anspruchsvoller sind, ist es wichtig, das langsame Tempo beizubehalten. Der Weg ist das Ziel und nicht die Wiederholungszahl.

Die Signale des Körpers wahrnehmen

Das Fitnessprogramm soll dem Körper nutzen und nicht schaden. Und obwohl es sich um ein sanftes Training handelt, versteht es sich von selbst, dass Sie bei einer Erkältung oder einem grippalen Infekt so lange eine Pause einlegen, bis Sie wieder gesund sind. Wenn beim Training Schmerzen auftreten, sollten Sie die Übungen lieber einstellen. **Woran könnte es liegen:** Machen Sie die Übung richtig? Schauen Sie sich noch einmal das Foto und die Übungserklärung an oder bitten Sie jemanden, Sie bei der Übung zu beobachten. Trainieren Sie am besten vor einem Spiegel. Dann können Sie die korrekte Körperhaltung selbst kontrollieren. Oder liegt es vielleicht an gesundheitlichen Problemen? Lassen Sie sich von einem Arzt durchchecken und erzählen Sie von Ihren Problemen beim Training.

Das richtige Timing

Anders als bei vielen anderen Sportarten sollen Sie bei der Balanced Fitness die Langsamkeit entdecken. Die meisten Übungen werden im Zeitlupentempo durchgeführt – vier Sekunden pro Bewegungsablauf. Doch es ist gar nicht so einfach, sich an langsame Geschwindigkeiten zu gewöhnen. Die Vorteile der Zeitlupenvariante sind die optimale Ermüdung der Muskulatur und die Beteiligung möglichst vieler Muskelfasern. **Beispiel Liegestütze:** Beim Beugen der Arme zählt der Pausierende 21, 22, 23, 24, beim Strecken ebenso. Ideal ist es, wenn Sie mit einem Partner trainieren, dann können Sie sich abwechselnd Hilfestellung geben und der Pausierende kann den Takt vorgeben. Wer allein trainiert, kann auf eine Uhr mit gut sichtbarem Sekundenzeiger schauen und sich daran orientieren. **Extratipp:** Musizierende haben meist ein Metronom. Bei diesem lässt sich sehr gut die richtige Geschwindigkeit einstellen. Es dauert meist aber nur wenige Trainingseinheiten, bis der langsame Rhythmus ins Blut übergegangen ist, sodass ein Mitzählen oder Taktvorgeben gar nicht mehr nötig ist.

Bloß nicht übertreiben

Das Balanced-Fitness-Programm ist sehr genau durchdacht und überprüft. Überlastungen sind eigentlich nicht möglich. Trotzdem wird nicht jeder gleich in der Lage sein, das volle Programm zu absolvieren. Denn obwohl die meisten Übungen auf den ersten Blick leicht aussehen, werden die Muskeln dabei mächtig gefordert. Sie fangen an zu zittern (was ein gutes Zeichen ist), können aber auch schmerzen. Wenn Sie aber außerdem nicht mehr richtig durchatmen können und beim Atmen pressen müssen, brechen Sie die Übung lieber ab.

Unser Rat: Machen Sie zu Beginn Ihres Trainingsprogramms nur so viele Wiederholungen, wie Ihnen ohne große Mühe möglich sind. Wenn Sie zunächst nicht alle bei den Übungen vorgeschriebenen Wiederholungen schaffen, ist das nicht so schlimm. Denn viel wichtiger ist die korrekte Bewegungsausführung. Wir versprechen Ihnen: Wenn Sie dranbleiben, sind Sie schon nach wenigen Wochen in der Lage, auch das volle Pensum zu bewältigen.

Die richtige Atemtechnik

Wer schon einmal in einem Fitnessstudio war und sich die dort trainierenden Menschen angesehen hat, kennt dieses Bild: Beim Stemmen oder Drücken der Gewichte blähen manche ihre Wangen auf, der Kopf wird puterrot, die Adern im Halsbereich schwellen bedrohlich an. Als Pressatmung bezeichnen Experten dieses Phänomen, das auftritt, wenn Sportler sich zu viel zumuten. Die Luft wird unter Belastung angehalten und zusammengepresst. Im Hochleistungssport, wo Athleten ihre Grenzen ausloten müssen, um weitere Leistungssteigerungen zu erreichen, dient die Pressatmung als Schutzmechanismus. Die Bandscheiben werden auf diese Weise um 50 Prozent entlastet. Allerdings kommt es auch zu einem massiven Anstieg des Blutdrucks und so zu einer nicht zu unterschätzenden Belastung für das Herz.

Lieber gleichmäßig atmen

Im gesundheitsorientierten Fitnessbereich sollte man auf die Pressatmung verzichten. Sie ist zudem immer auch ein Hinweis dafür, dass die Übung zu schwer ist. Auch wenn es zunächst anstrengend ist: Eine ruhige und gleichmäßige Atmung ist in jedem Fall besser. Ideal ist es, wenn der Atemrhythmus die Bewegung steuert – und nicht umgekehrt.

Kombi-Atmung

Warum die richtige Atemtechnik gerade beim Muskeltraining so wichtig ist, lässt sich ganz leicht erklären: Bei jeder körperlichen Belastung benötigt der Organismus mehr Energie, also auch mehr Sauerstoff. Fehlt das lebenswichtige Elixier, werden die Zellen des

Körpers nicht mehr ausreichend versorgt. Die Folge: Es sammeln sich Stoffwechselendprodukte an, die Leistungsfähigkeit sinkt. Deshalb sollten Sie sich auch bei allen Übungen auf die Atmung konzentrieren. Ideal ist die so genannte Kombi-Atmung. Die meisten Menschen atmen mithilfe der Brust. Damit nutzen sie aber nur einen Bruchteil der Möglichkeiten. Besser ist eine Kombination aus Brust- und Bauchatmung. Und die lässt sich ganz leicht trainieren: Atmen Sie doch einmal so tief ein, wie es nur geht. Sie spüren, wie sich nicht nur die Brust, sondern auch der Bauch wölbt. Vorteil: Die gesamte Lunge wird bis in die Lungenspitzen mit Luft gefüllt. Dann atmen Sie wieder vollständig aus. Wenn Sie diese Übung regelmäßig wiederholen, erhöhen Sie Ihre Sensibilität für das Atmen, und Sie werden schnell merken, dass Sie auch im Alltag und beim Sport die Kombi-Atmung viel besser nutzen. Für alle in diesem Buch vorgestellten Übungen gilt: Atmen Sie bei der Ausführung tief und gleichmäßig. Nutzen Sie das gesamte Atemspektrum – Bauch- und Brustatmung. Wenn Sie doch anfangen zu pressen, und das kann am Ende einer Übung durchaus vorkommen, dann reduzieren Sie die Belastung.

Die richtige Belastung

Es gibt unzählige Tabellen und Prozentangaben, die genau festlegen, wie intensiv ein Training sein sollte, um den bestmöglichen Effekt zu erzielen. Doch der mit Abstand beste Orientierungswert ist das »subjektive Belastungsempfinden«. Die Übung darf nicht zu leicht, aber auch nicht zu schwer fallen. Wichtigster Anhaltspunkt: Auch die letzte Wiederholung einer Übung muss technisch einwandfrei durchgeführt werden. Man kann an Tagen, an denen man besonders gut drauf ist, die Intensität erhöhen und an den »müden« Tagen entsprechend reduzieren. Hören Sie immer auf Ihren Körper.

Ideal ist eine mittelschwere Belastung, bei der die Übung vor der Erschöpfung abgebrochen wird. Sie sollten immer das Gefühl haben, dass Sie noch ein oder zwei Wiederholungen mehr hätten schaffen können.

Die wichtigsten Regeln für den Aufbau der Muskelkraft

Das Muskeltraining spielt die wichtigste Rolle im Balanced-Fitness-Programm. Warum das so ist, haben wir Ihnen bereits ausführlich erklärt. Damit das Programm den gewünschten Erfolg hat, sind einige einfache Regeln zu beachten:

- Führen Sie die Übungen mit nur zwei Drittel der Maximalkraft durch. Wie schon erwähnt, sollten Sie immer das Gefühl haben, noch ein oder zwei Wiederholungen mehr schaffen zu können.
- Machen Sie die Übungen unbedingt sehr langsam: 4 Sekunden hoch, 4 Sekunden runter.
- Jede Übung wird ohne Unterbrechung 8- bis 12-mal wiederholt. Nach einer kurzen Erholungspause von 1 bis 2 Minuten wird die Übung ein zweites Mal durchgeführt.
- Nach dem Muskeltraining braucht der Körper 48 Stunden Zeit, um sich zu regenerieren. Dann kann der nächste Trainingsreiz gesetzt werden.

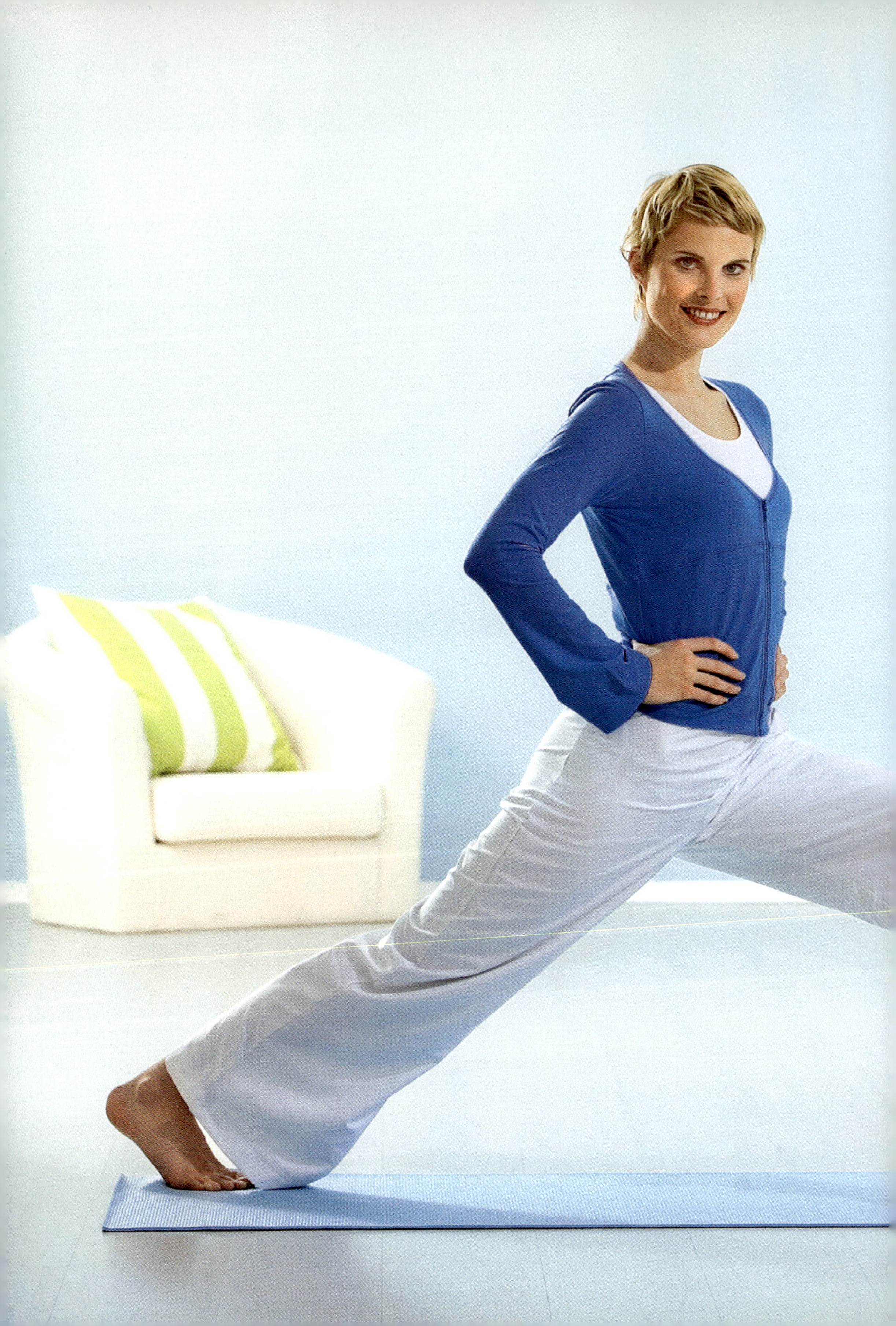

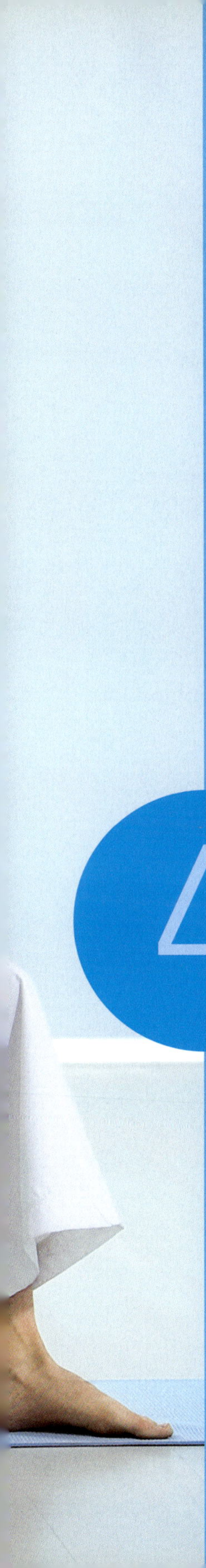

4

Das Balanced-Fitness-Programm

Damit Ihr Training optimal auf Sie und Ihre Bedürfnisse zugeschnitten ist, haben wir dieses Kapitel in drei Leistungsstufen unterteilt: Level 1 für Gesunde, Level 2 für Personen mit leichten körperlichen Einschränkungen, Level 3 für Menschen mit klinischen Beschwerden oder einer Behinderung.

Level 1

Das Vorbeugeprogramm für Gesunde

Dieses Mini-Workoutprogramm ist für jeden geeignet, der weitgehend fit ist, keine gesundheitlichen Beschwerden oder sonstigen körperlichen Einschränkungen hat und beim Fitnesstest auf Seite 20 ein gutes Ergebnis erzielt.

Für wen Programm 1 gedacht ist

Sie fühlen sich gesund, haben außer ein paar kleinen Zipperlein keine größeren Probleme, leiden nicht unter Muskel- und Knochenerkrankungen? Dann ist das Übungsprogramm 1 genau das Richtige für Sie. Wichtig: Wenn Sie über 35 sind und längere Zeit keinen Sport getrieben haben, sollten Sie vorher einen Arzt aufsuchen. Nach dem ärztlichen Check steht dem Fitnessprogramm nichts mehr im Wege.

Vom Anfänger zum Profi

Die Intensität der Übungen ist in drei Leistungsstufen unterteilt: Anfänger, Fortgeschrittene und Profis. Zur letzten Kategorie zählen alle, die schon längere Zeit regelmäßig Sport treiben. Die Übungsintensität im Fortgeschrittenenbereich ist für jene geeignet, die gelegentlich, aber nicht regelmäßig Sport treiben und beim Fitnesstest festgestellt haben, dass es ein paar sportliche Defizite gibt. Der Anfängerbereich ist für alle gedacht, die zwar keine Probleme mit der Gesundheit, aber mit der Fitness haben. Wenn Sie sich an die Vorgaben halten und regelmäßig üben, sind Sie schon nach wenigen Wochen in der Lage, in den nächsthöheren Trainingsbereich zu wechseln.

Wichtig: Wenn Sie merken, dass die Intensität eines Leistungsbereichs zu schwer für Sie ist, schalten Sie einfach einen Gang runter und üben Sie in der nächstniedrigeren Leistungsstufe. Wenn es aber auch im Anfängerbereich Probleme gibt, sollten Sie in den Level 2 ab Seite 78 wechseln.

Regelmäßiges Training ist wichtig

Trainieren Sie regelmäßig! Wer immer mal wieder aussetzt, kann beim nächsten Mal nicht an die schon erbrachten Leistungen anschließen. Ursache ist die so genannte Superkompensation. Durch das Balanced-Fitness-Programm kommt es zunächst zu einer gewollten Schwächung des Körpers: Schon nach der ersten Trainingseinheit spüren Sie deutlich, dass Sie etwas getan haben. Anschließend arbeitet der Körper mit einem

Trick. Um für das nächste Training besser gewappnet zu sein, steigert er seine Leistungsfähigkeit – dies nennt man Superkompensation. Das funktioniert aber nur bei regelmäßigem Training – wenigstens zweimal wöchentlich. Schon nach einer Woche Pause ist der Trainingseffekt wieder verflogen.

Überlasten Sie sich nicht

Wir haben Ihnen für jede Übung Wiederholungszahlen vorgegeben. Doch wenn Sie anfangs Probleme haben, pressen müssen, um die Wiederholungszahl zu erreichen, dann brechen Sie die Übung lieber vorher ab. Das Gleiche gilt für Schmerzen: Wenn sie auftreten, sollten Sie die Übung sofort beenden. Haben Sie die richtige Körperhaltung eingenommen? Bitten Sie jemanden, Sie beim Üben zu beobachten, oder absolvieren Sie das Programm vor einem Spiegel, dann können Sie sich selbst korrigieren.
Bei einer Erkältung oder einem grippalen Infekt legen Sie eine Pause ein.

Voller Bauch trainiert nicht gern

Mindestens eine, besser zwei Stunden vor dem Training sollten Sie Ihren Magen nicht mit Essen belasten. Ein voller Bauch macht nicht nur müde, sondern erschwert beim Training auch die Atmung. Außerdem ist der Körper mit der Verdauung beschäftigt und hat eigentlich keine Lust, jetzt auch noch seine Muskeln mit Sauerstoff zu versorgen.

Balanced **Info**

Absolvieren Sie Ihr Trainingsprogramm in Ruhe. Versuchen Sie es nicht zwischen zwei Termine zu drängen. Alle Übungen werden sehr langsam durchgeführt, unter Zeitdruck ist das nicht möglich. Die Folge: Der gewünschte Trainingseffekt verpufft.

Während des Trainingsprogramms ist keine zusätzliche Flüssigkeitsaufnahme nötig. Wichtig ist aber, dass Sie über den Tag verteilt ausreichend trinken. Mindestens zwei, besser drei Liter täglich. Am besten sind Mineralwasser oder Apfelsaftschorle.

Was Sie noch für Ihre Fitness tun können

Mit dem Balanced-Fitness-Programm haben Sie einen wichtigen Baustein für ein aktives Leben gelegt. Wenn Sie noch zusätzlich die Ausdauer trainieren wollen – nur zu! Ob Joggen, Walken, Nordic Walking oder Radeln, die Devise lautet: Langsam und gleichmäßig. Buchtipps finden Sie auf Seite 127.
Doch Sie können natürlich noch viel mehr tun. Packen Sie doch einfach ein Plus an Bewegung in Ihr tägliches Leben. Nutzen Sie Treppen statt Fahrstuhl oder Rolltreppe. Erledigen Sie alle Dinge in weniger als zwei Kilometern Entfernung mit dem Rad oder zu Fuß. Untersuchungen haben gezeigt, dass man mit dem Rad in der Stadt deutlich schneller unterwegs ist als mit dem Auto.

Level 1

Übungen, die Sie fit halten

Leistung

Die Übungen in diesem Abschnitt werden Ihnen dabei helfen, Ihre physische Leistungsfähigkeit zu konservieren oder sogar noch zu verbessern.

Trippeln auf dem Vorfuß

Stellen Sie sich gerade hin und beginnen Sie ganz locker auf der Stelle zu joggen. Achten Sie dabei darauf, dass Sie nur den Vorfuß aufsetzen. Ideal sind zwei Doppelschritte pro Sekunde. Beim Laufen können Sie die Arme entweder locker hängen lassen oder angewinkelt im Takt mitbewegen.

Anfänger:
2 x 15 Sekunden (nach vier Wochen 2 x 30 Sekunden)

Fortgeschrittene:
2 x 45 Sekunden

Profis:
2 x 60 Sekunden

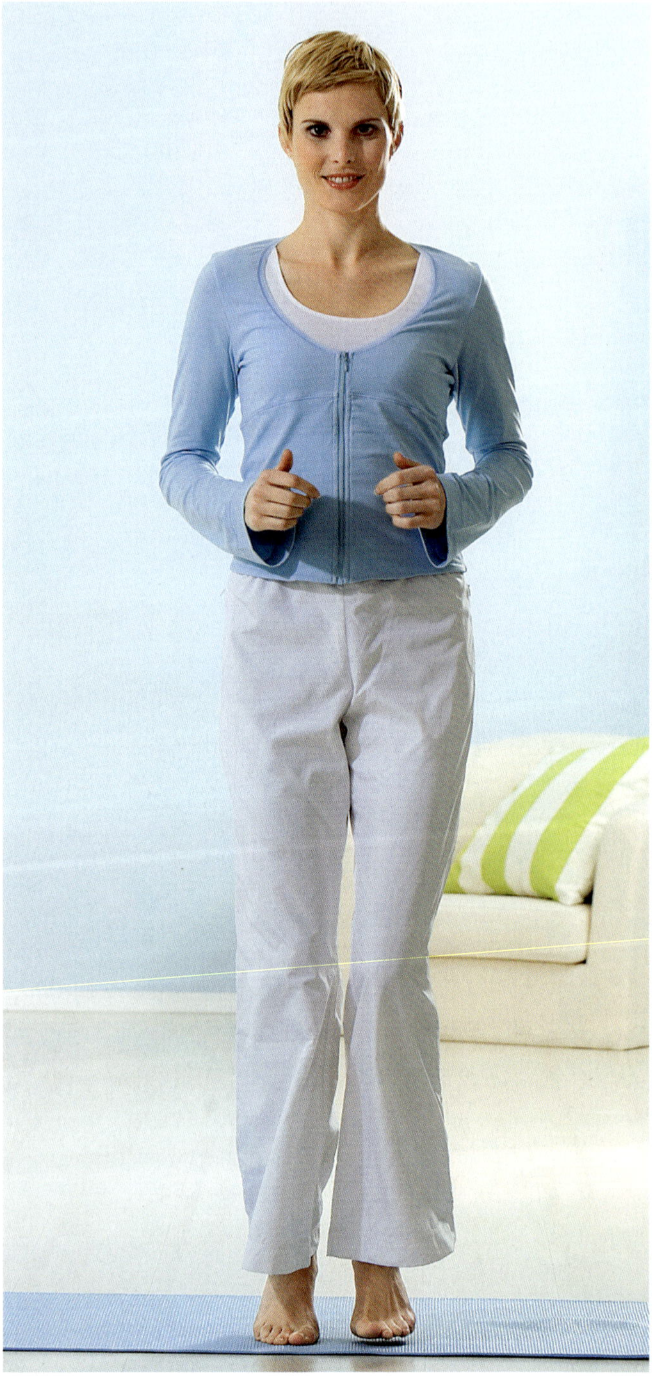

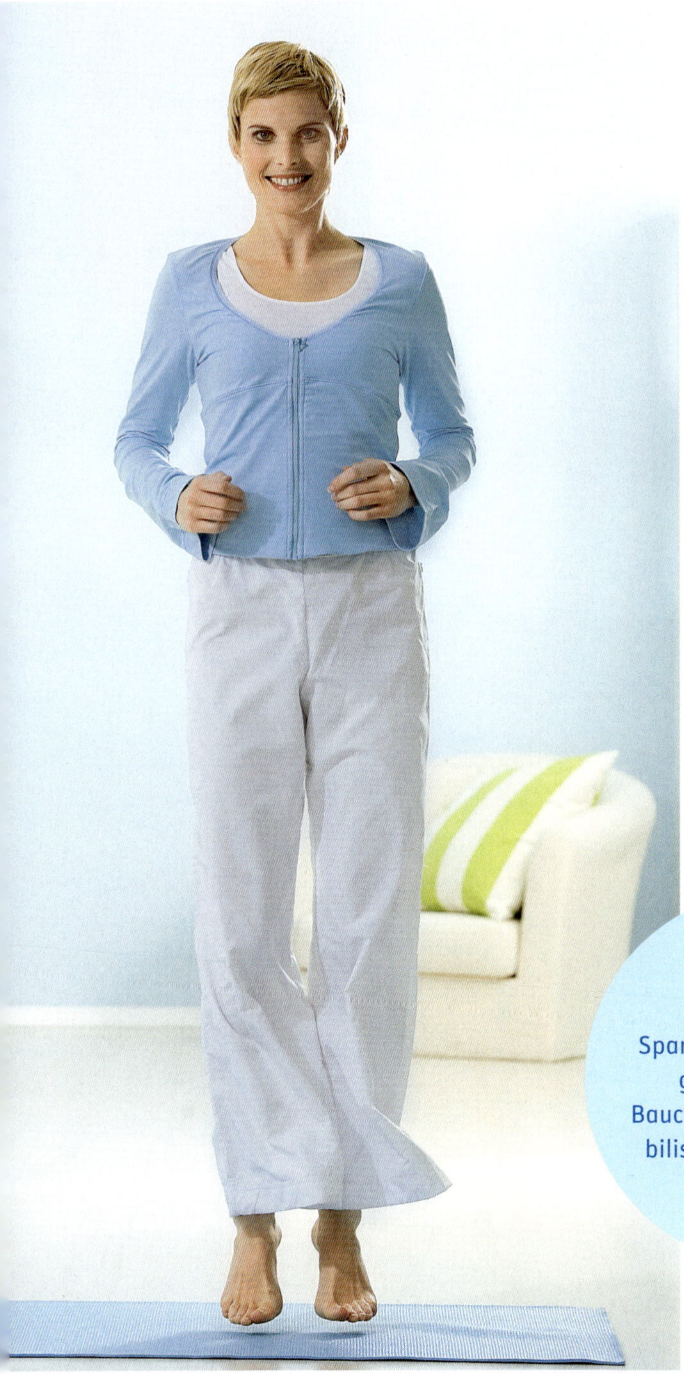

Beidbeiniges Hüpfen

Anfänger:	10–15 x hüpfen
Fortgeschrittene:	20 x hüpfen
Profis:	25 x hüpfen

Sie stehen gerade, die Beine sind dicht beieinander. Fangen Sie nun an, locker auf den Vorfüßen zu hüpfen, ohne dass die Fersen den Boden berühren. Das ideale Tempo sind zwei Bodenkontakte pro Sekunde, die Bewegung ist rund und federnd.

Wichtig: Die Sprünge müssen nicht sehr hoch sein. Wichtiger ist ein harmonischer, leicht federnder Bewegungsfluss.

Tipp

Spannen Sie während der ganzen Übung die Bauchmuskeln an. Das stabilisiert den Oberkörper.

Hüpfen auf einem Bein

Anfänger:
10–15 x hüpfen mit jedem Bein

Fortgeschrittene:
20 x hüpfen mit jedem Bein

Profis:
25 x hüpfen mit jedem Bein

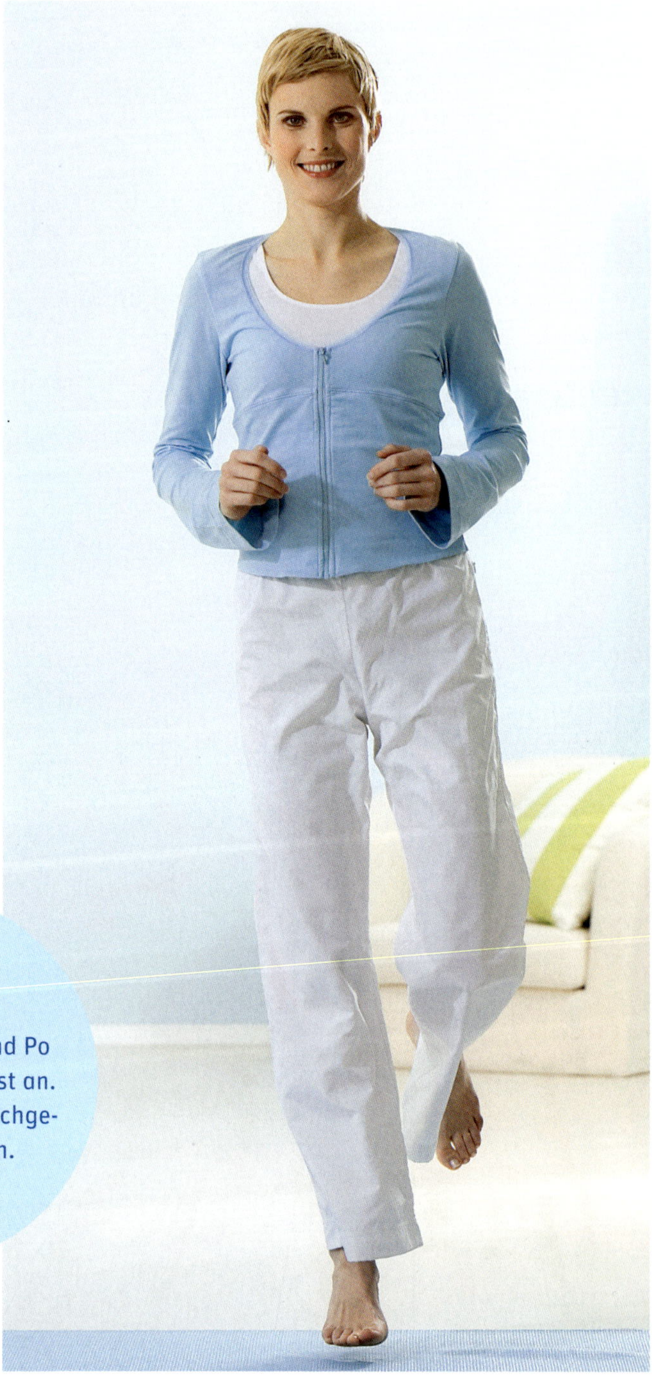

1. Hüpfen Sie ganz locker und federnd auf dem rechten Bein. Dabei berührt nur der Vorfuß den Boden. Die Arme sind angewinkelt. Versuchen Sie das Tempo von zwei Bodenkontakten pro Sekunde einzuhalten.
2. Nach der vorgegebenen Wiederholungszahl machen Sie eine kurze Pause (10 Sekunden) und hüpfen dann auf dem linken Bein.

Tipp

Spannen Sie Bauch und Po während der Übung fest an. So können Sie das Gleichgewicht besser halten.

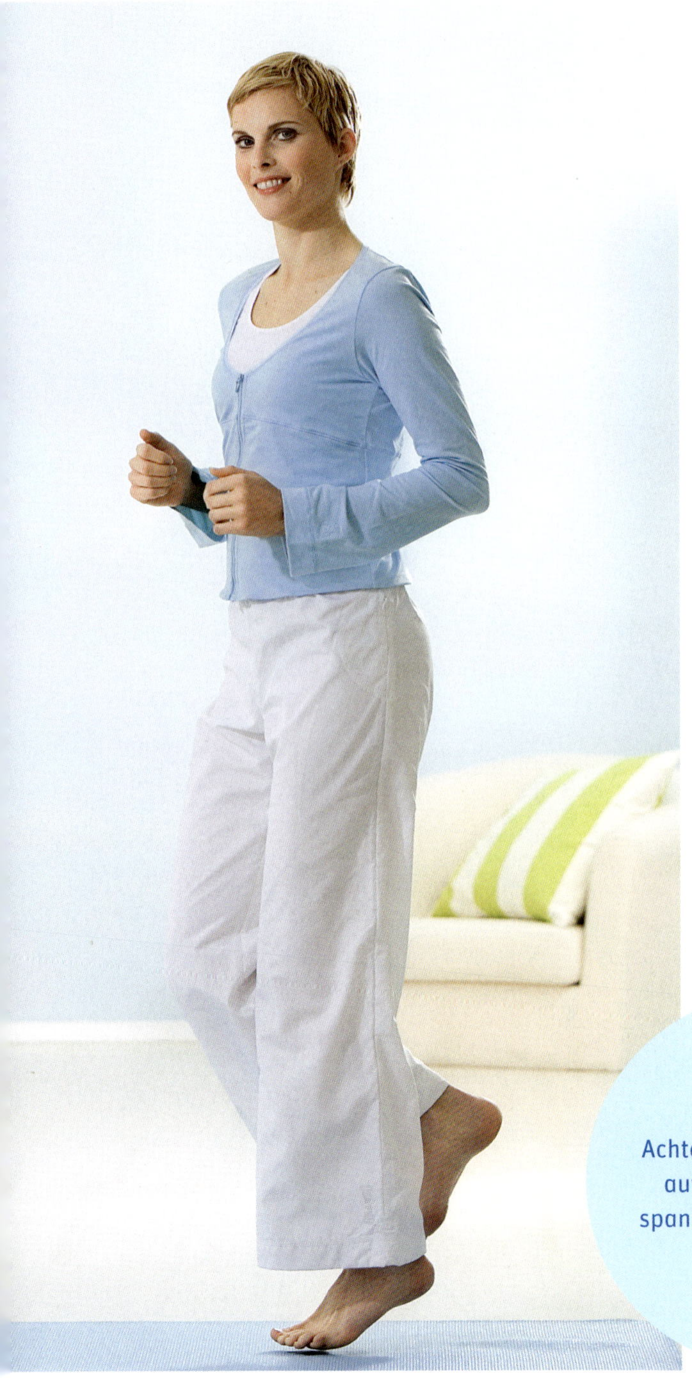

Drehlauf

Anfänger:
2 x 10 Sekunden

Fortgeschrittene:
2 x 15 Sekunden

Profis:
2 x 25 Sekunden

Joggen Sie locker auf der Stelle. Fangen Sie dann an, sich dabei langsam rechts herum um die eigene Achse zu drehen. Auch hier gilt: Nur die Vorfüße berühren den Boden. Ideal sind ein bis zwei Schritte pro Sekunde. Drehen Sie sich nach der vorgegebenen Zeit entsprechend in die andere Richtung.

Achtung: Wenn Ihnen leicht schwindelig wird, sollten Sie die Übung nur mit Hilfestellung machen.

Tipp

Achten Sie bei der Übung auf eine gute Körperspannung. Das erhöht die Kontrolle.

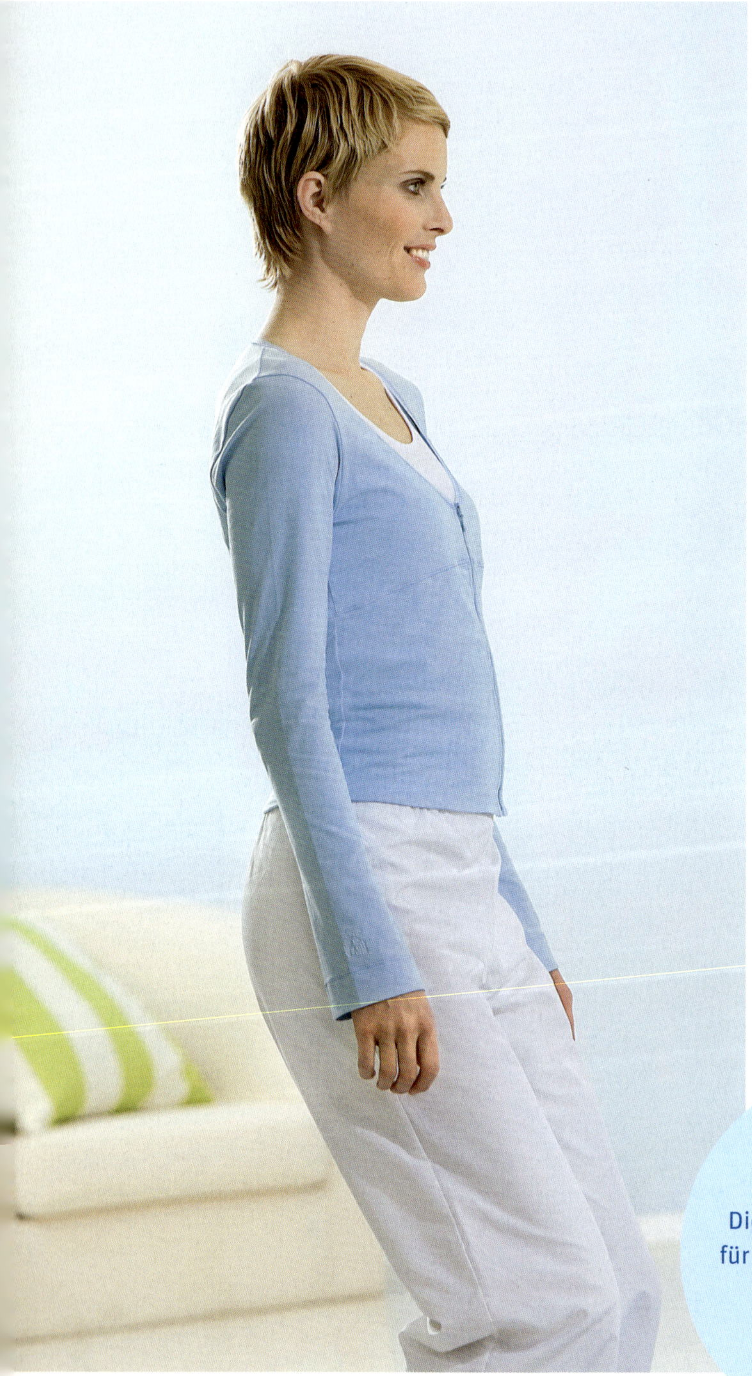

Rückkehr des Frühlings (alte Tai-Chi-Übung)

Anfänger:
164 x fallen lassen

Fortgeschrittene:
164 x fallen lassen

Profis:
164 x fallen lassen

1. Stellen Sie sich aufrecht hin, die Füße stehen schulterbreit auseinander und sind parallel.
2. Konzentrieren Sie sich nun auf Ihren Atem, der gleichmäßig ein- und ausströmen sollte. Lassen Sie sich locker in die Knie fallen und strecken Sie sich wieder. Beachten Sie, dass Sie nicht zu weit in die Knie gehen: maximal 45 Grad.

Hinweis: Für alle Leistungsklassen gilt die gleiche Wiederholungszahl. Sie ist so aus der chinesischen Tradition überliefert. Natürlich kann man reduzieren, wenn es anfangs zu schwierig wird. Ziel sind aber 164 Wiederholungen.

Tipp

Diese Übung ist auch ideal für zwischendurch geeignet. Sie braucht aber ein bisschen Zeit.

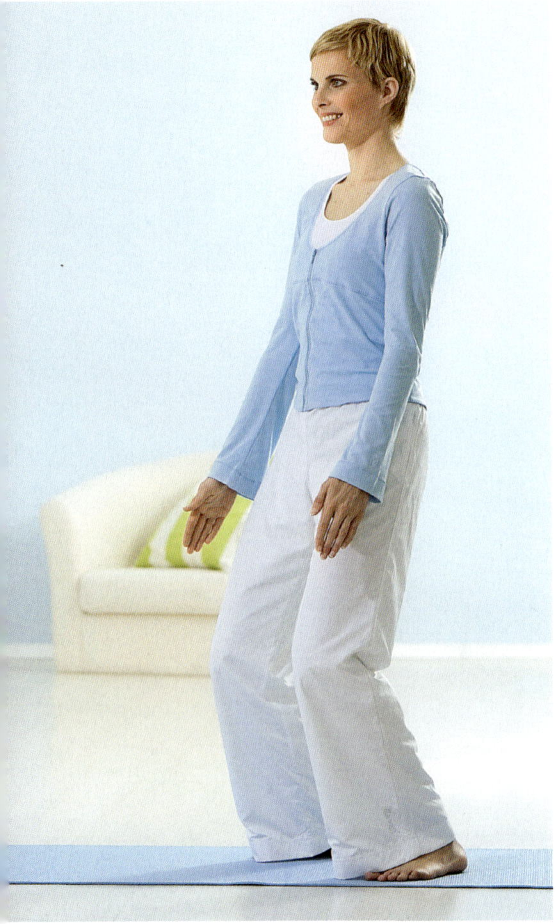

Kraft

Die Übungen im Bereich Kraft dienen dem Aufbau und dem Erhalt der Muskulatur und einer umfassenden Kräftigung des gesamten Bewegungsapparats.

Tiefe Hocke

1. Sie stehen aufrecht, die Füße sind schulterbreit auseinander und leicht nach außen gedreht.
2. Gehen Sie nun langsam (4 Sekunden) in die tiefe Hocke. Versuchen Sie dabei die Fersen auf dem Boden zu lassen. Dann strecken Sie sich langsam (4 Sekunden) wieder.

Anfänger:	2 x 6 Wiederholungen mit 1–2 Minuten Pause dazwischen
Fortgeschrittene:	2 x 8 Wiederholungen mit 1–2 Minuten Pause dazwischen
Profis:	2 x 10 Wiederholungen mit 1–2 Minuten Pause dazwischen

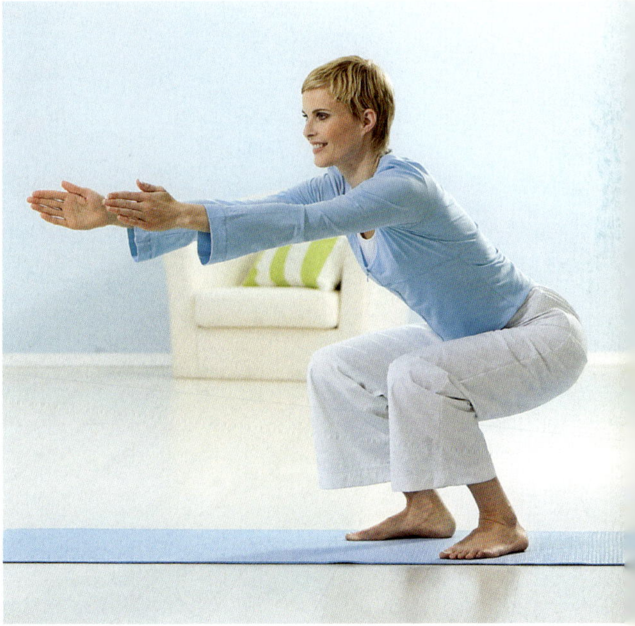

Achtung: Po weit nach hinten schieben, die Kniegelenke sollten von oben gesehen nicht über die Zehenspitzen hinausragen.

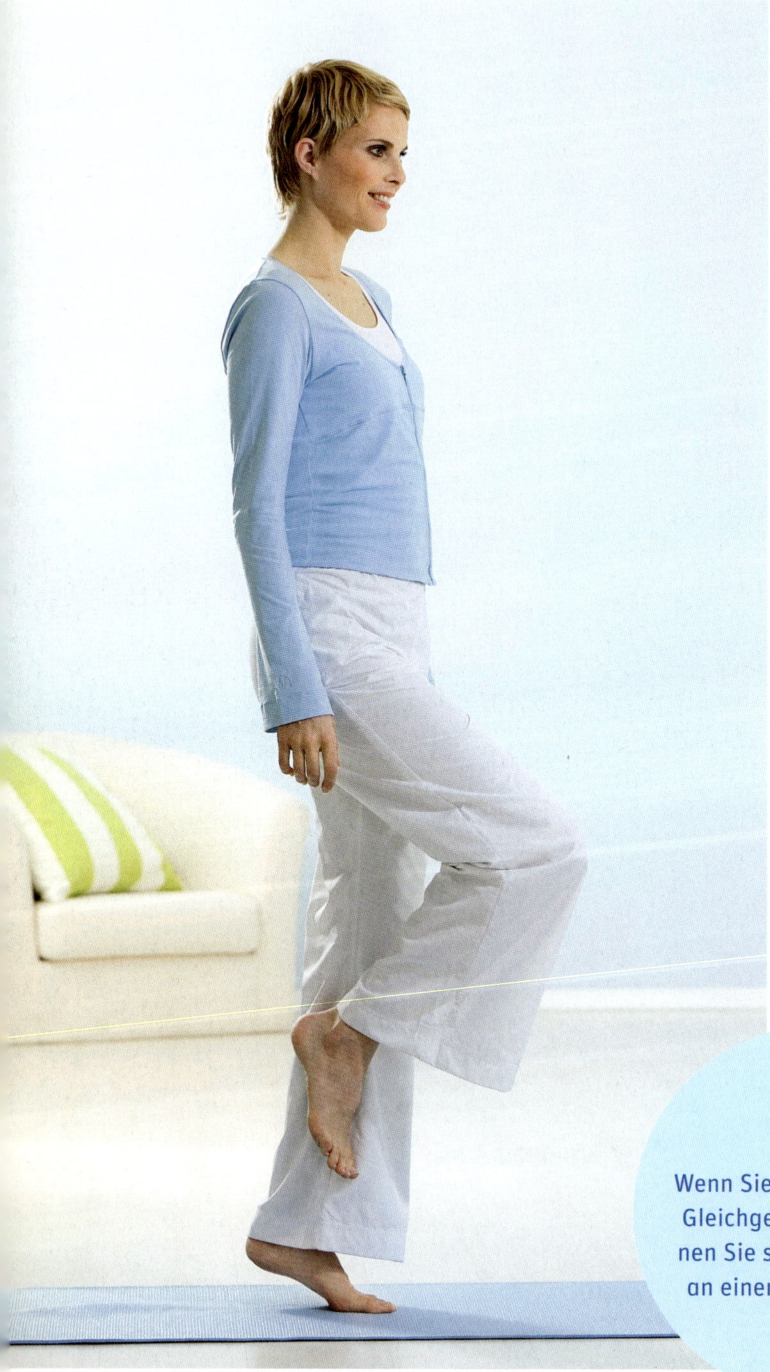

Fersenheben im Einbeinstand

Anfänger:
2 x 6 Wiederholungen je Seite mit 1–2 Minuten Pause dazwischen

Fortgeschrittene:
2 x 8 Wiederholungen je Seite mit 1–2 Minuten Pause dazwischen

Profis:
2 x 10 Wiederholungen je Seite mit 1–2 Minuten Pause dazwischen

1. Stellen Sie sich auf ein Bein. Drücken Sie langsam (4 Sekunden) die Ferse nach oben und gehen Sie in den Zehenstand.
2. Senken Sie den Fuß dann langsam (4 Sekunden) wieder, ohne die Ferse ganz aufzusetzen. Nach der vorgegebenen Wiederholungszahl die Seite wechseln.

Tipp

Wenn Sie Probleme mit dem Gleichgewicht haben, können Sie sich mit einer Hand an einer Wand abstützen.

Aufstehen im Einbeinstand

1. Setzen Sie sich auf die vordere Kante eines Stuhls. Stehen Sie nun auf einem Bein langsam (4 Sekunden) auf, den Fuß des anderen Beines heben Sie leicht vom Boden ab. Setzen Sie sich dann genauso langsam wieder hin.
2. Wechseln Sie nach der Ihrem Leistungsstand entsprechenden Wiederholungszahl die Seite.

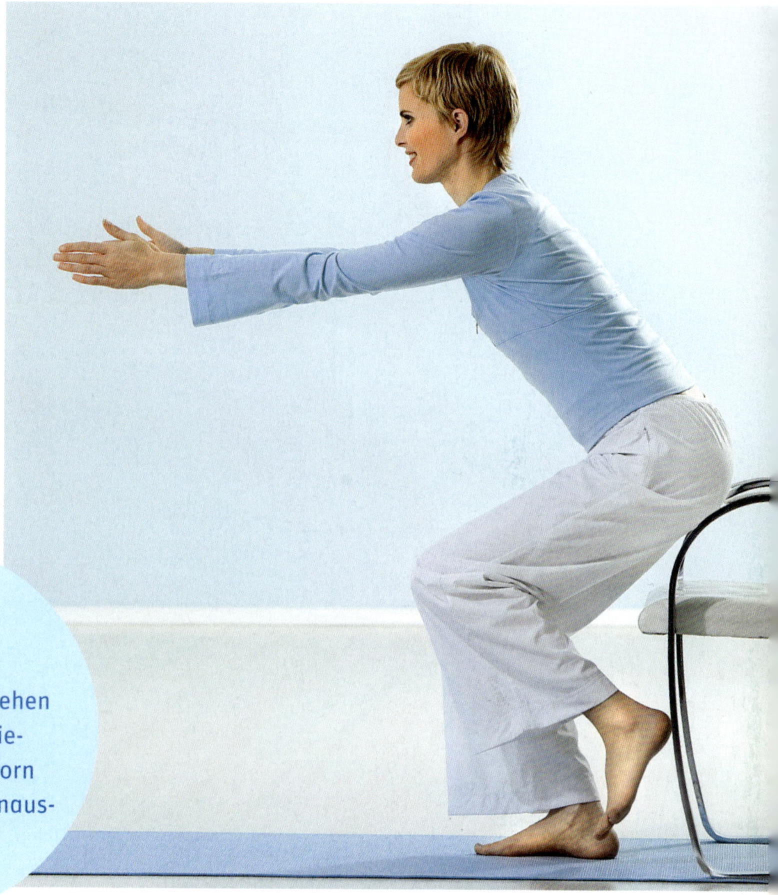

Tipp

Achten Sie beim Aufstehen darauf, dass die Kniegelenke nicht nach vorn über die Fußspitzen hinausragen.

Variante: Fortgeschrittene und Profis können die Übung auch auf einem niedrigen Hocker oder einer Couch machen. Durch die tiefe Sitzposition erhöht sich der Schwierigkeitsgrad. Ganz wichtig ist dabei eine Ganzkörperspannung. So wird verhindert, dass Sie einen Rundrücken machen oder bei der Übung Schwung holen.

Anfänger:	2 x 6 Wiederholungen je Seite mit 1–2 Minuten Pause dazwischen
Fortgeschrittene:	2 x 8 Wiederholungen je Seite mit 1–2 Minuten Pause dazwischen
Profis:	2 x 10 Wiederholungen je Seite mit 1–2 Minuten Pause dazwischen

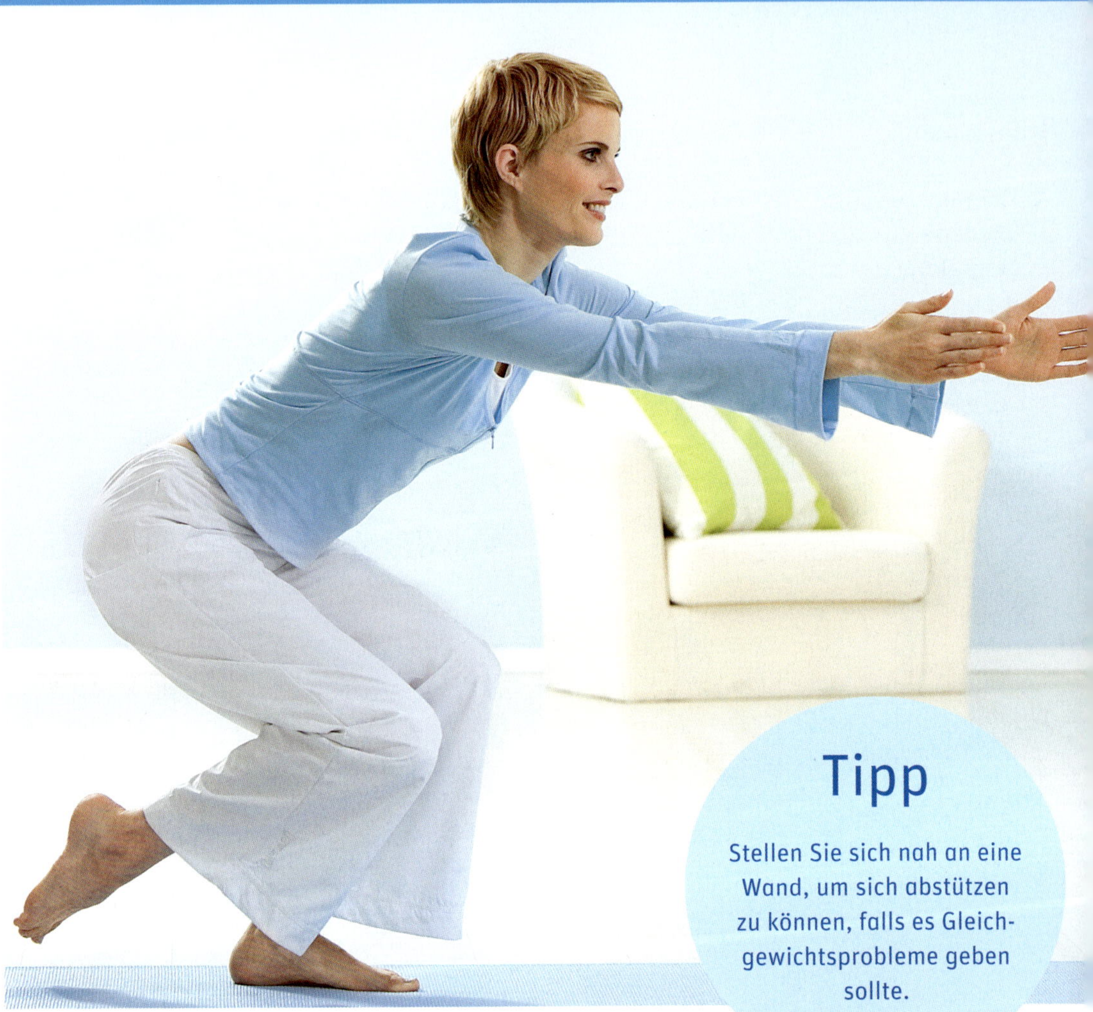

Tipp

Stellen Sie sich nah an eine Wand, um sich abstützen zu können, falls es Gleichgewichtsprobleme geben sollte.

Anfänger:	2 x 6 Wiederholungen je Seite mit 1–2 Minuten Pause dazwischen
Fortgeschrittene:	2 x 8 Wiederholungen je Seite mit 1–2 Minuten Pause dazwischen
Profis:	2 x 10 Wiederholungen je Seite mit 1–2 Minuten Pause dazwischen

Kniebeuge im Einbeinstand

1. Stellen Sie sich auf ein Bein und achten Sie auf einen festen Stand. Die Arme strecken Sie nach vorn. Die Handflächen zeigen zueinander.
2. Gehen Sie nun langsam (4 Sekunden) in die Hocke (maximal 90-Grad-Winkel). Genauso langsam strecken Sie das Standbein wieder. Wie angegeben wiederholen, dann Seitenwechsel.

Liegestütze am Stuhl

1. Schieben Sie einen Stuhl mit Armlehnen mit der Rückseite an eine Wand, sodass er nicht wegrutschen kann.

Anfänger:	2 x 6 Wiederholungen mit 1–2 Minuten Pause dazwischen
Fortgeschrittene:	2 x 8 Wiederholungen mit 1–2 Minuten Pause dazwischen
Profis:	2 x 10 Wiederholungen mit 1–2 Minuten Pause dazwischen

2. Halten Sie sich an den Armlehnen fest und strecken Sie Ihren Körper. Die Arme sind ebenfalls gestreckt.
3. Beugen Sie langsam (4 Sekunden) die Arme und strecken Sie sie ebenso langsam wieder.

Wichtig: Achten Sie darauf, dass der ganze Körper unter Spannung steht und Sie nicht durchhängen.

Tipp

Machen Sie die Übungen vor einem Spiegel oder lassen Sie von jemandem kontrollieren, ob Sie ganz gestreckt sind.

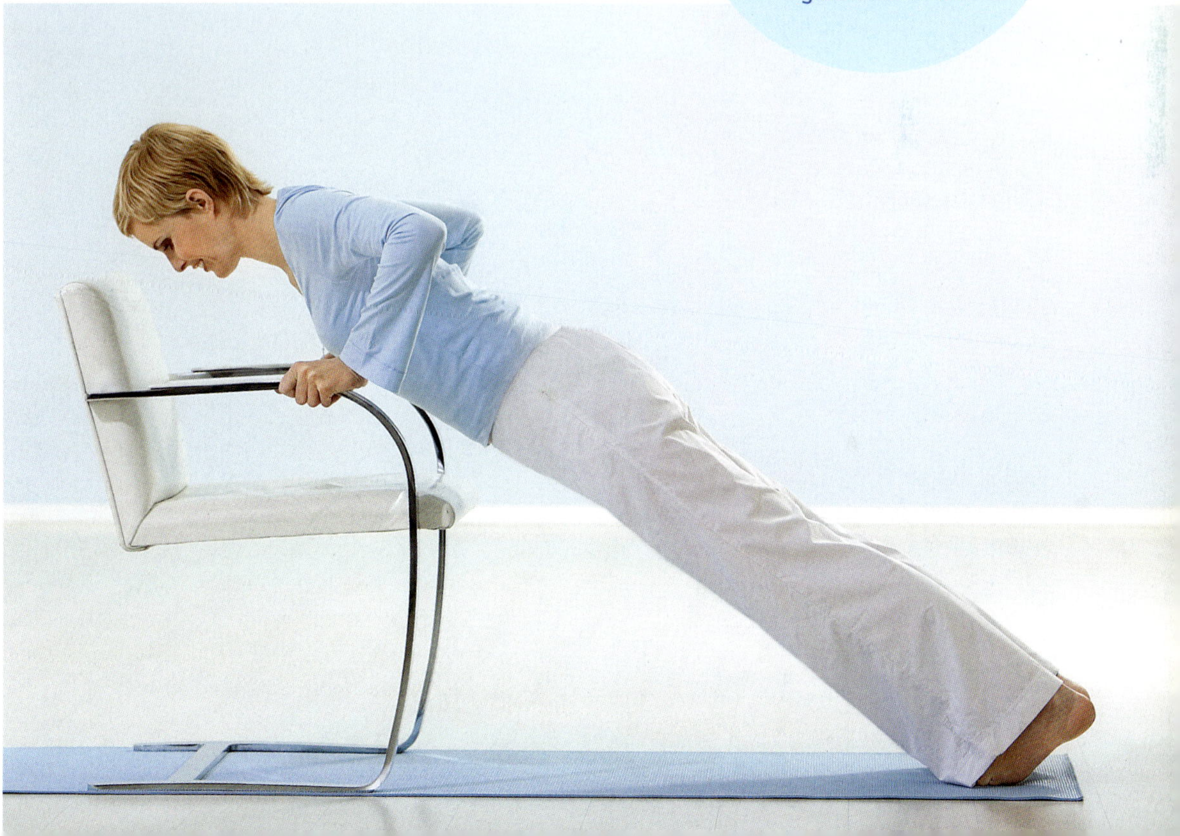

Dehnung

Im Bereich Dehnung finden Sie Übungen, die die Muskulatur flexibel und geschmeidig machen – denn nur ein »beweglicher« Muskel kann volle Leistung bringen.

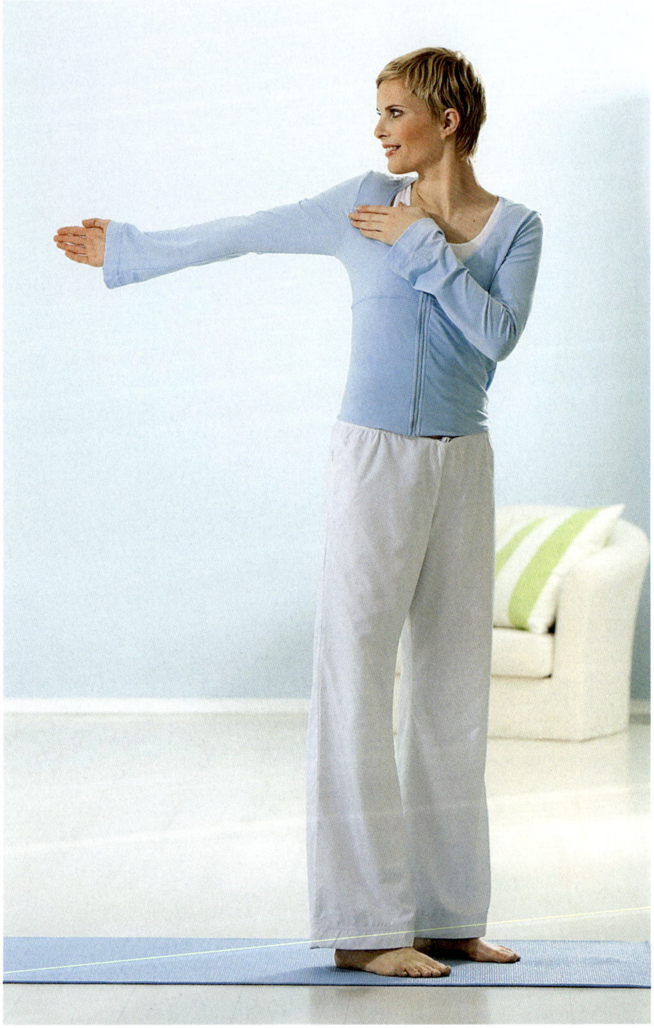

Rumpfdrehung nach links und rechts

1. Stellen Sie sich aufrecht hin, die Füße sind schulterbreit auseinander. Heben Sie den rechten Arm seitlich gestreckt bis zur Waagerechten an. Die linke Hand legen Sie rechts auf die Brust.
2. Drehen Sie sich dann langsam so weit nach rechts, bis Sie ein deutliches Dehngefühl, aber keine Schmerzen (!) verspüren.
3. Die Position 8 Sekunden halten, dann langsam wieder lösen. Das Gleiche dann zur anderen Seite mit dem linken Arm.

Wichtig: Die Übung nicht mit Schwung ausführen!

Tipp

Achten Sie während der gesamten Übung auf eine gleichmäßige Atmung. Nicht die Luft anhalten.

Anfänger:	3 x je Seite wiederholen
Fortgeschrittene:	3 x je Seite wiederholen
Profis:	3 x je Seite wiederholen

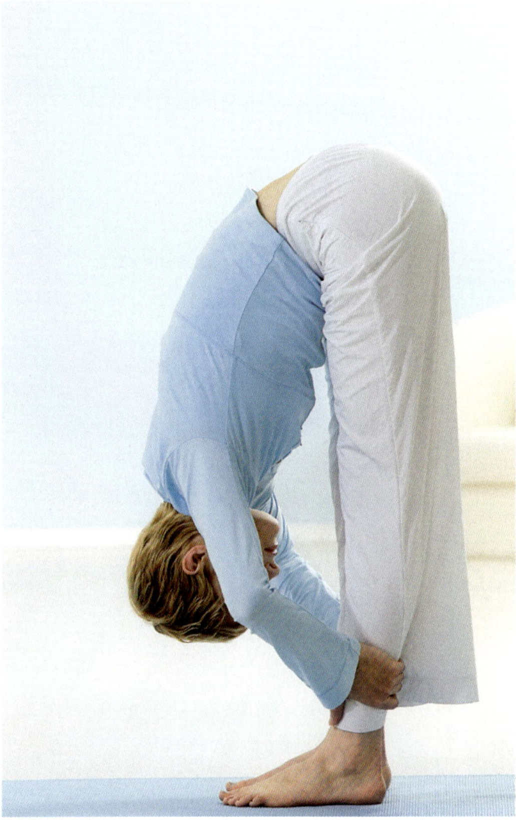

Anfänger:	3 x wiederholen
Fortgeschrittene:	3 x wiederholen
Profis:	3 x wiederholen

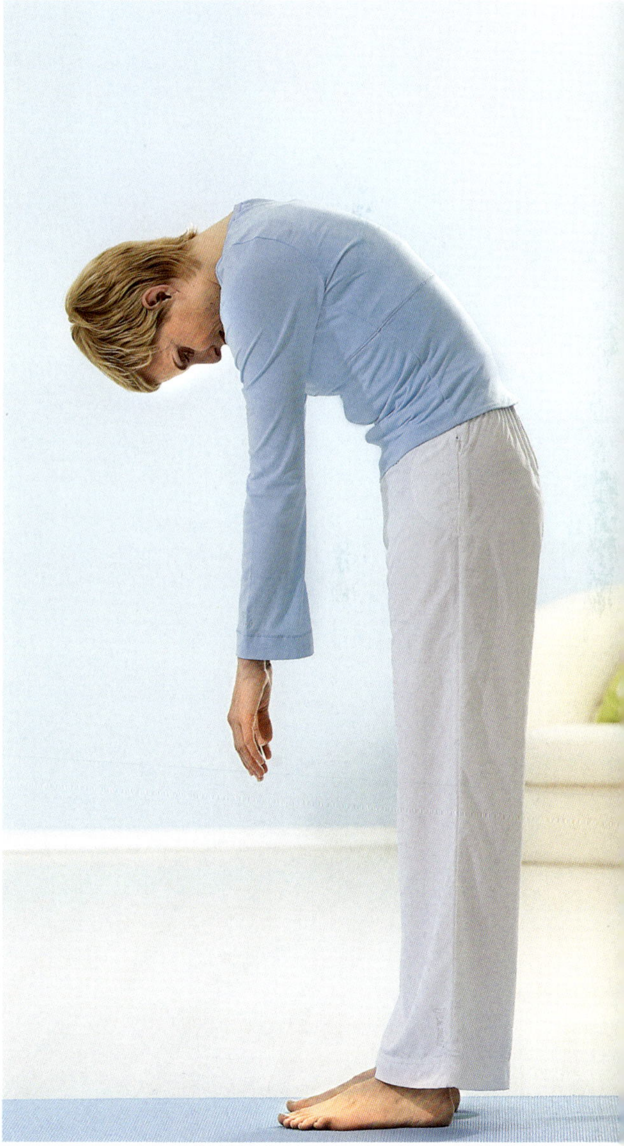

Rumpfbeuge

1. Stellen Sie sich aufrecht hin, die Füße stehen hüftbreit auseinander. Beugen Sie sich nun sehr langsam (8 Sekunden) nach vorn. Dabei Kopf und Arme locker nach unten gleiten lassen und den Rücken Wirbel für Wirbel abrollen. Die Knie bleiben dabei gestreckt.
2. Wenn Sie eine deutliche Dehnung (schmerzfrei!) verspüren, richten Sie sich ganz langsam (8 Sekunden), Wirbel für Wirbel, wieder auf.

Info: Könnern gelingt es, die Schienbeine zu umfassen und die Position kurz zu halten.

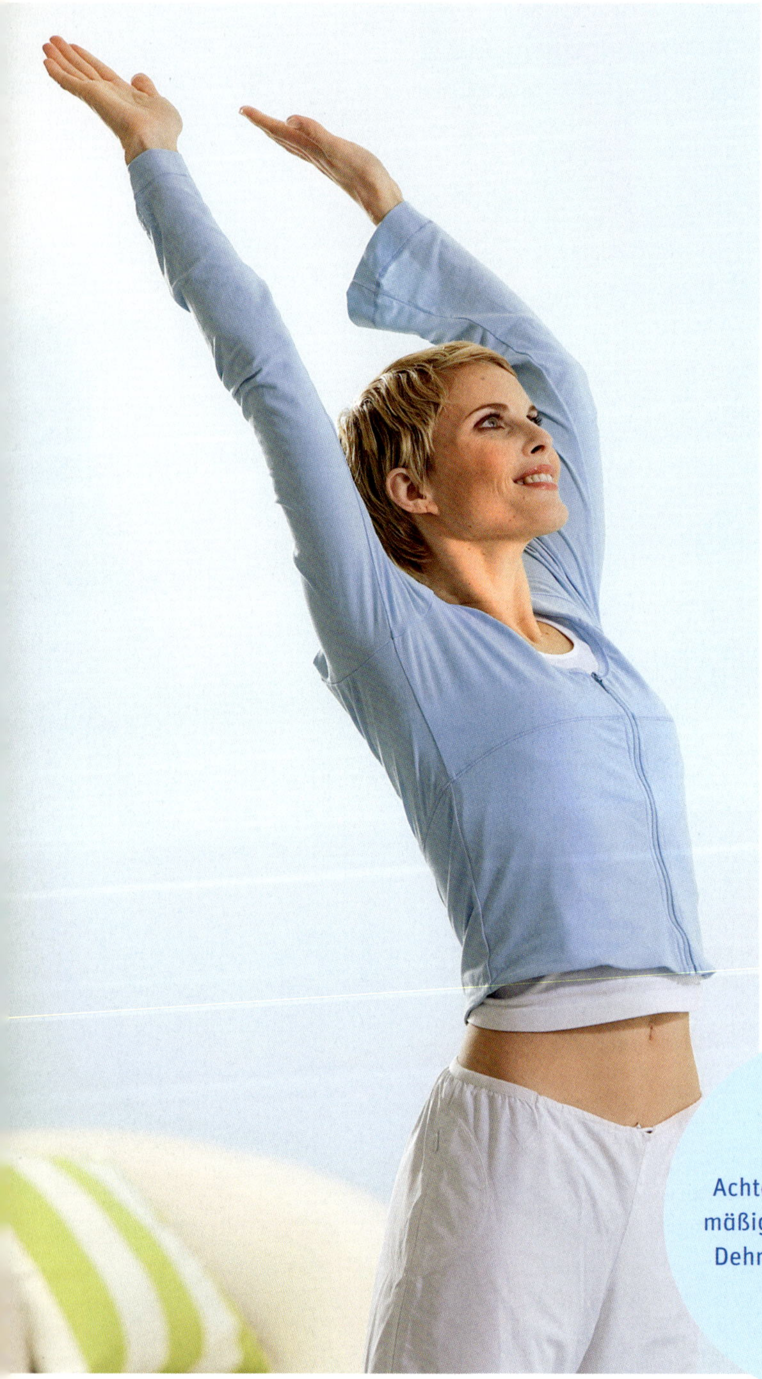

Rückwärtsstreckung

Anfänger:
3 x wiederholen

Fortgeschrittene:
3 x wiederholen

Profis:
3 x wiederholen

1. Sie stehen aufrecht, die Füße sind hüftbreit auseinander.
2. Strecken Sie nun die Hände langsam (4 Sekunden) in Richtung Decke und beugen Sie den Oberkörper dabei leicht nach hinten. Der Blick geht zur Decke.
3. Halten Sie die Dehnung 2 Sekunden und gehen Sie dann langsam wieder in die Ausgangsstellung zurück.

Tipp

Achten Sie auf eine gleichmäßige Atmung, da man bei Dehnübungen zum Luftanhalten neigt.

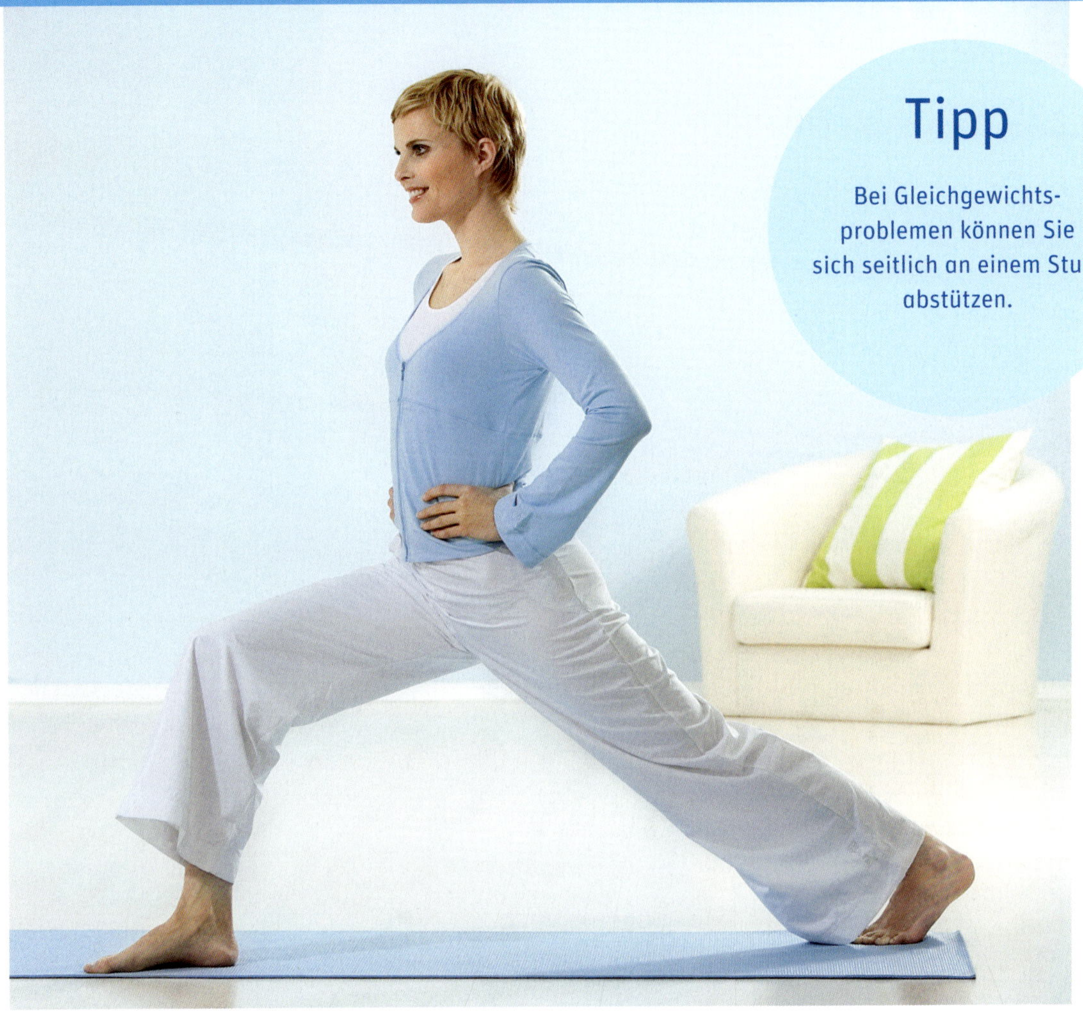

Tipp

Bei Gleichgewichtsproblemen können Sie sich seitlich an einem Stuhl abstützen.

Dehnschritt vorwärts

1. Gehen Sie in den weiten Ausfallschritt und verlagern Sie das Gewicht auf das vordere Bein.
2. Drücken Sie nun die Ferse des hinteren Beines langsam (4 Sekunden) in Richtung Boden, bis Sie eine deutliche Dehnung im Wadenmuskel spüren.
3. Halten Sie die Position 8 Sekunden lang und lösen Sie die Dehnung wieder. Nach der vorgegebenen Wiederholungszahl die Seite wechseln.

Anfänger:	3 x je Seite wiederholen
Fortgeschrittene:	3 x je Seite wiederholen
Profis:	3 x je Seite wiederholen

Dehnschritt seitwärts

Anfänger:
3 x je Seite wiederholen

Fortgeschrittene:
3 x je Seite wiederholen

Profis:
3 x je Seite wiederholen

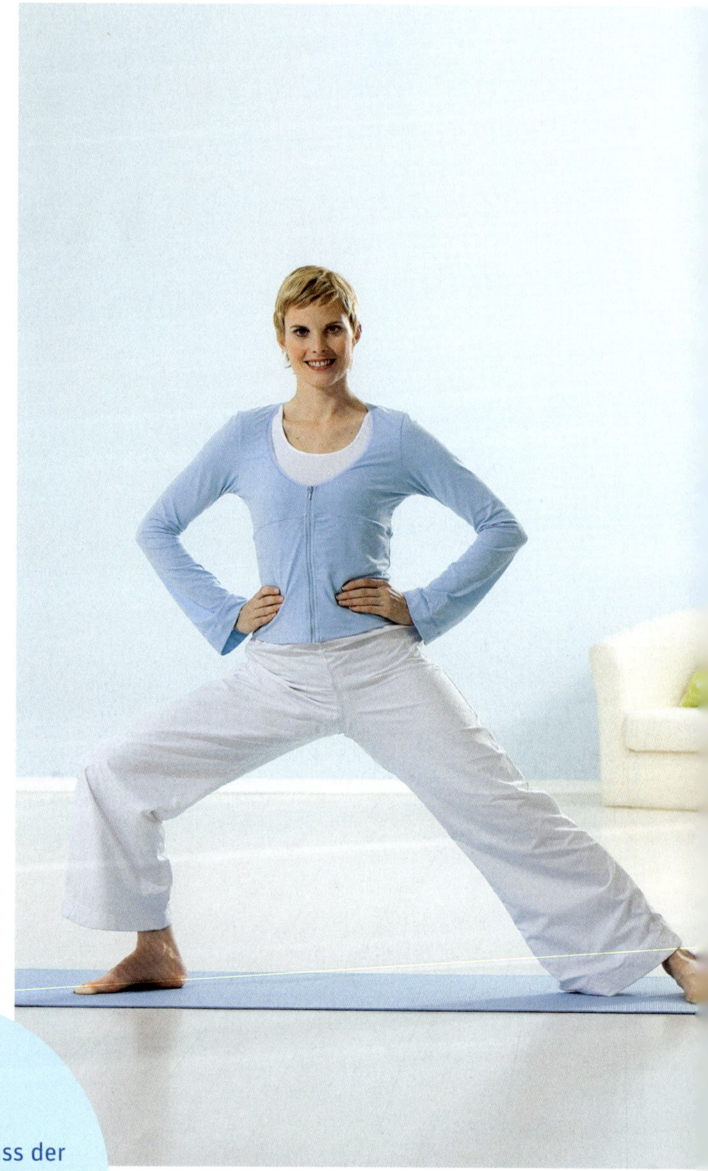

1. Stellen Sie sich in den seitlichen Grätschschritt. Der Oberkörper ist aufrecht, die Füße zeigen nach vorn. Die Hände stützen Sie auf der Taille auf.
2. Beugen Sie langsam (4 Sekunden) das rechte Bein, während das linke gestreckt bleibt. Es entsteht ein Dehngefühl an der Oberschenkelinnenseite des gestreckten Beines.
3. Die Dehnung 8 Sekunden halten und dann mit dem anderen Bein in die Beugung gehen.

Tipp

Achten Sie darauf, dass der Oberkörper bei der Ausführung der Übung immer ganz gerade bleibt.

Balance

Die folgenden Übungen bringen Sie ins Gleichgewicht und verbessern Ihre Koordination, damit Sie nicht aus dem Tritt kommen.

Tandemgang vorwärts und rückwärts

Anfänger:
4 x 10 Schritte

Fortgeschrittene:
4 x 12 Schritte

Profis:
4 x 15 Schritte

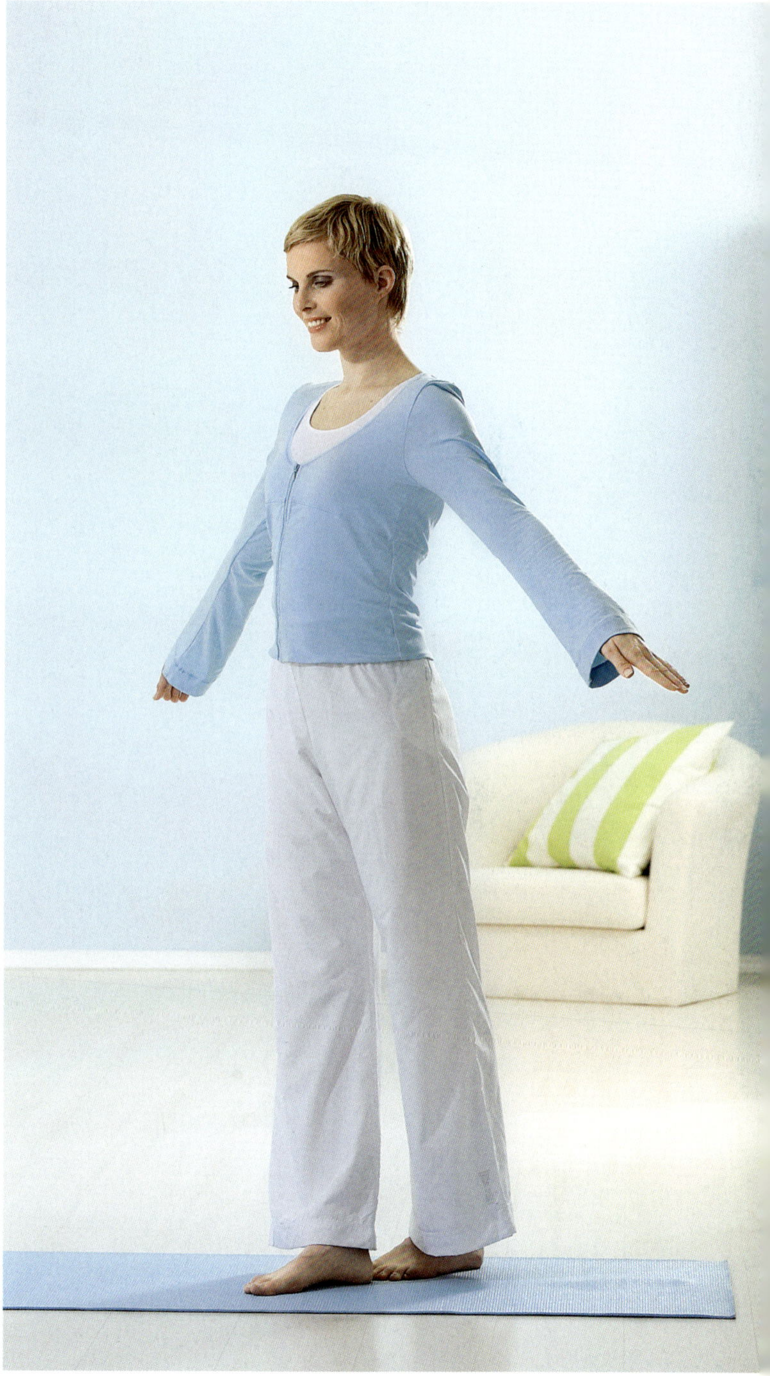

1. Platzieren Sie Ihre Füße direkt hintereinander. Die Ferse des vorderen Fußes berührt dabei die Spitze des hinteren Fußes. Ihre Arme sind leicht abgespreizt, damit Sie das Gleichgewicht besser halten können.
2. Ziehen Sie den hinteren Fuß nach vorn und setzen Sie ihn direkt vor den vorderen. Die Ferse des nun vorderen Fußes setzt wieder direkt an der Spitze des hinteren Fußes an.
3. Gehen Sie so ganz langsam auf einer Linie, indem Sie einen Fuß direkt vor den anderen setzen.
4. Nach der vorgegebenen Zahl von Schritten gehen Sie in gleicher Weise rückwärts.

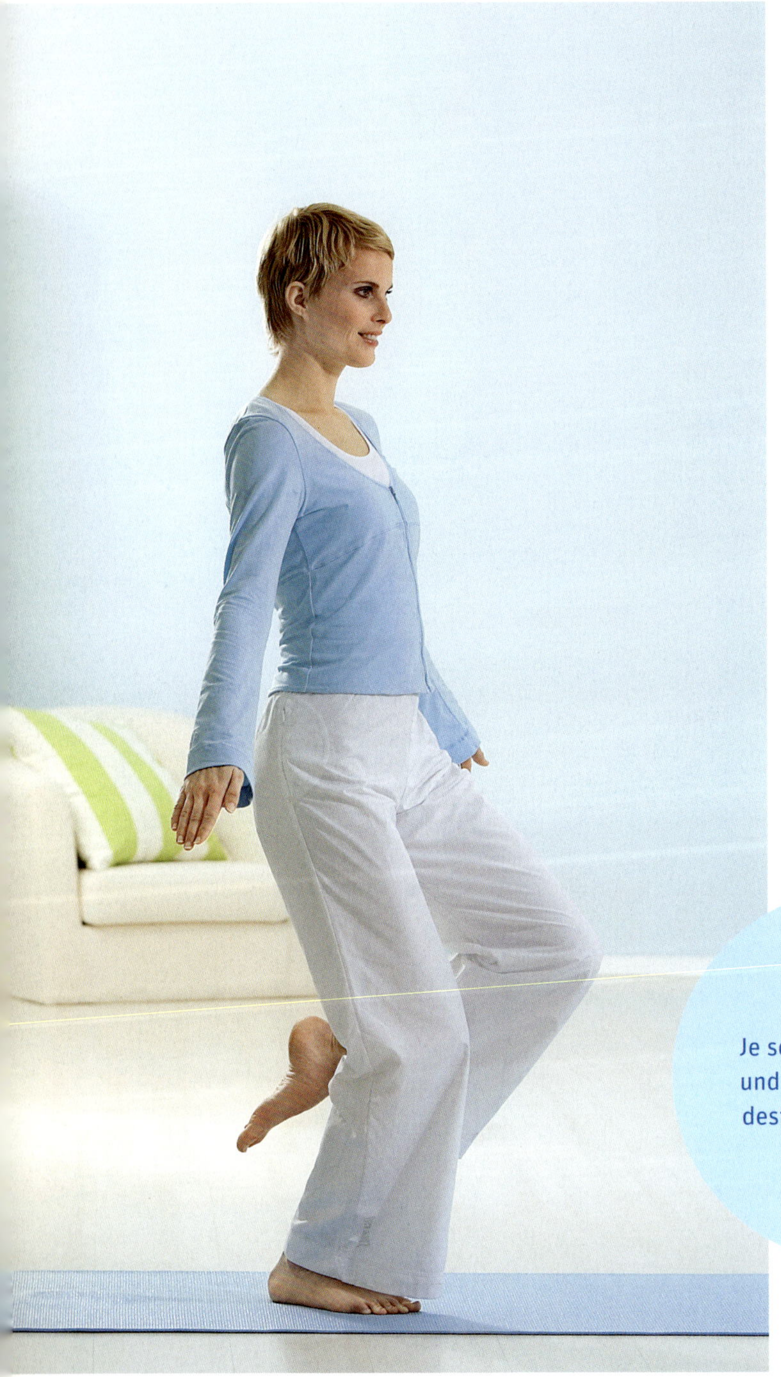

Wippen im Einbeinstand

Anfänger:
15 Sekunden je Seite

Fortgeschrittene:
20 Sekunden je Seite

Profis:
30 Sekunden je Seite

1. Stellen Sie sich auf ein Bein. Der ganze Fuß hat Kontakt zum Boden. Die Arme sind leicht abgespreizt, um das Gleichgewicht besser halten zu können.
2. Lassen Sie sich nun sanft ins Knie fallen und gehen Sie gleich wieder hinauf. Das Bewegungstempo liegt bei 2 x wippen pro Sekunde. Nach der vorgegebenen Dauer die Seite wechseln.

Tipp

Je schneller Sie wippen und je tiefer Sie gehen, desto schwieriger wird die Übung.

Stehen auf dem Vorfuß

Anfänger:
3 x 8 Sekunden je Seite
Fortgeschrittene:
3 x 10 Sekunden je Seite
Profis:
3 x 12 Sekunden je Seite

1. Stellen Sie sich auf ein Bein. Drücken Sie dann langsam (4 Sekunden) den Körper mit dem Fuß nach oben, bis Sie auf den Zehen stehen.
2. Die Stellung für den vorgegebenen Zeitraum halten und den Körper dann langsam (4 Sekunden) wieder senken, aber ohne den Fuß ganz abzusetzen. Nach der geforderten Wiederholungszahl die Seite wechseln.

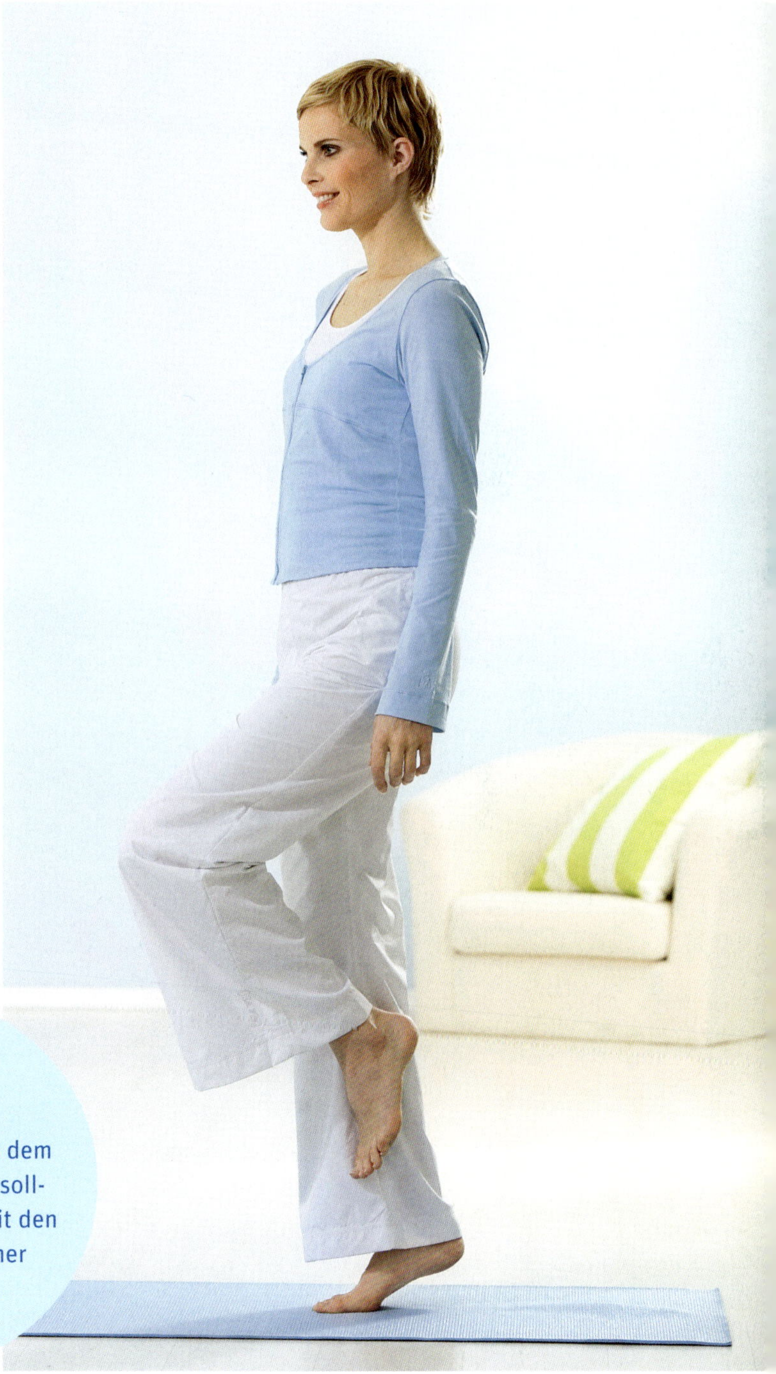

Tipp

Falls Sie Probleme mit dem Gleichgewicht haben sollten, können Sie sich mit den Fingerspitzen an einer Wand abstützen.

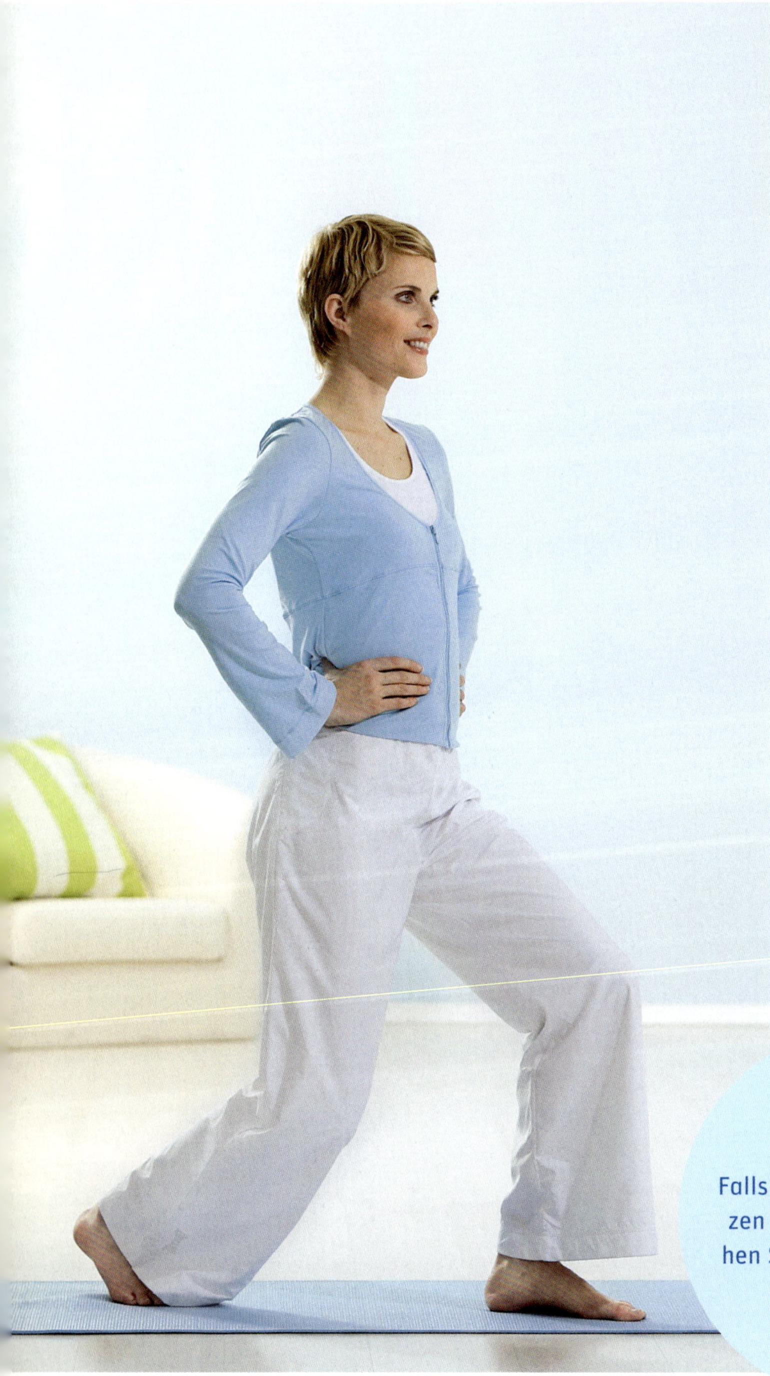

Kniebeuge in der Schrittstellung

Anfänger:
4 x je Seite

Fortgeschrittene:
5 x je Seite

Profis:
6 x je Seite

1. Machen Sie einen weiten Ausfallschritt nach vorn. Beide Füße zeigen dabei nach vorn. Die Arme in die Seiten stützen.
2. Beugen Sie nun langsam (4 Sekunden) beide Beine. Der vordere Fuß bleibt fest auf dem Boden. Die Position kurz halten und langsam (4 Sekunden) wieder in die Ausgangsposition gehen. Nach der angegebenen Wiederholungszahl die Seite wechseln.

Tipp

Falls Sie beim Üben Schmerzen im Knie verspüren, gehen Sie einfach nicht so tief hinunter.

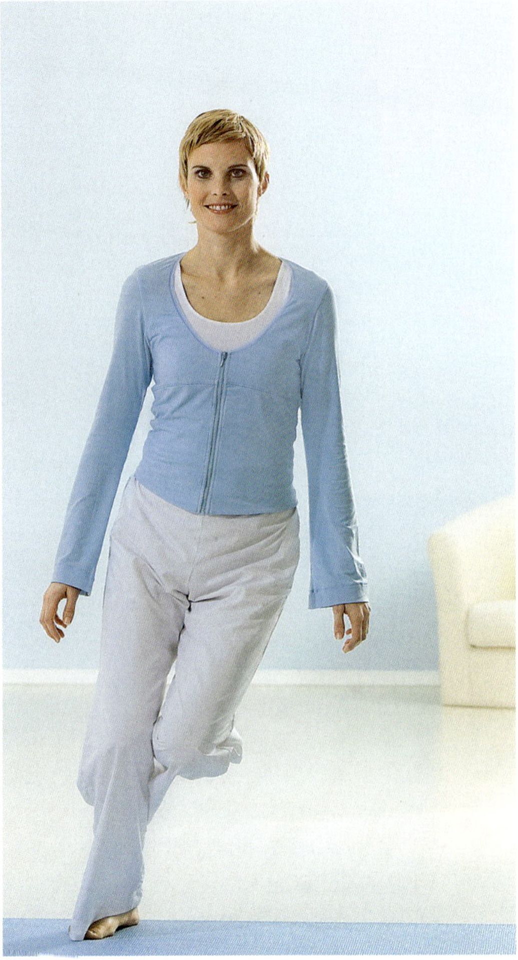

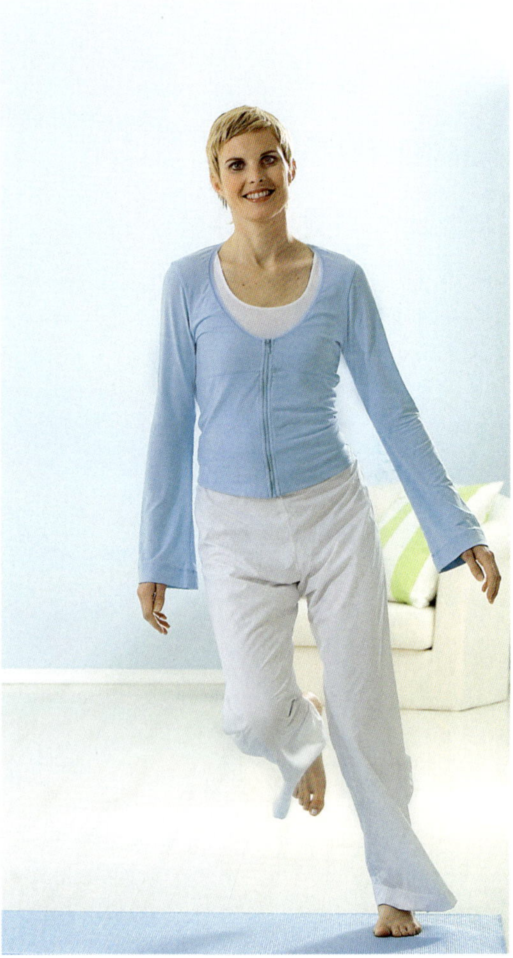

Anfänger:	2 x 4 Sprünge zu jeder Seite
Fortgeschrittene:	3 x 4 Sprünge zu jeder Seite
Profis:	4 x 4 Sprünge zu jeder Seite

Seitlicher Sprung in den Einbeinstand

1. Sie stehen im hüftbreiten Stand und springen aus dieser Stellung seitlich in den Einbeinstand.
2. Bleiben Sie 4 Sekunden auf einem Bein stehen und springen Sie dann seitlich auf das andere Bein. Stehen Sie wieder 4 Sekunden auf einem Bein und springen Sie dann zur anderen Seite.

Level 2

Aufbauprogramm bei reduzierter Leistungsfähigkeit

Die folgenden Übungen sind ideal für Menschen mit leichten gesundheitlichen Einschränkungen (z. B. beginnende Osteoporose, leichte Arthrose, angehende rheumatische Beschwerden), die aber keine akuten Gesundheitsprobleme haben.

Für wen Programm 2 gedacht ist

Sie werden vermutlich schon selbst bemerkt haben, dass Ihre körperliche Leistungsfähigkeit etwas eingeschränkt ist. Entweder nagen die ersten Anzeichen einer Osteoporose an Ihren Knochen oder rheumatische Beschwerden machen sich hin und wieder bemerkbar. Bei einigen sind vielleicht auch die Gelenke schon ein wenig eingerostet. Arthrose kann dafür die Ursache sein. Trotzdem können Sie sich noch einigermaßen gut bewegen und haben Ihre Probleme weitgehend im Griff.

Noch vor gar nicht allzu langer Zeit haben Ärzte Patienten mit diesen Einschränkungen Schonung verordnet. Was selbst Mediziner da noch nicht wussten, ist, dass Inaktivität genau das Falsche ist. Denn wer seinen Körper nicht regelmäßig fordert, muss schnell den Tribut dafür bezahlen. Die Knochenstruktur wird immer schlechter, rheumatische Beschwerden schreiten schneller voran, Gelenke verschleißen früher. Mit Balanced Fitness können Sie diesem Verfall gezielt entgegensteuern und – noch besser – ihn sogar rückgängig machen. Damit Ihr persönliches Fitnessprogramm ein Erfolg wird, sollten Sie folgende Dinge aber unbedingt beachten.

Vom Anfänger zum Profi

Die Intensität der Übungen ist in drei Leistungsstufen unterteilt: Anfänger, Fortgeschrittene und Profis. Zur letzten Kategorie zählen Sie, wenn Sie beispielsweise manchmal Schmerzen in den Gelenken haben oder wenn der Arzt bei Ihnen eine beginnende Osteoporose festgestellt hat, sie sich aber trotz dieser körperlichen Einschränkungen fit fühlen und sich auch regelmäßig bewegen. Falls die Osteoporose oder die Arthrose im Anfangsstadium des Öfteren Probleme bereitet und Sie nur hin und wieder körperlich aktiv sind, trainieren Sie am besten mit der Intensität für Fortgeschrittene. Wenn Ihnen die ein oder andere Krankheit schon ein wenig zu schaffen macht und Sie schon längere Zeit nicht mehr sportlich aktiv waren, trainieren Sie im Anfängerbereich.

Wenn Sie sich an die Vorgaben halten und regelmäßig üben, sind Sie schon nach wenigen Wochen in der Lage, von einem niedrigen Trainingsbereich in den nächsthöheren zu wechseln.

Wichtig: Wenn Sie merken, dass die Intensität eines bestimmten Leistungsbereichs zu schwer für Sie ist, schalten Sie einfach einen Gang runter und üben Sie in der nächstniedrigeren Leistungsstufe. Wenn es aber auch im Anfängerbereich Probleme gibt, sollten Sie zunächst in den Level 3 ab Seite 98 wechseln.

Gesundheitscheck beim Arzt

Lassen Sie sich vor Ihrem Training von einem Arzt durchchecken. Zeigen Sie ihm ruhig die Übungen aus diesem Buch. Er wird sicherlich zustimmen oder Ihnen sagen, bei welchen Übungen Sie aufpassen sollten.

Regelmäßiges Training ist wichtig

Trainieren Sie regelmäßig! Wenn Sie mit Ihrem Fitnessprogramm immer wieder für längere Zeit aussetzen, können Sie beim nächsten Training nicht an die schon erreichten Verbesserungen anschließen (siehe Seite 56). Schon nach einer Woche Pause ist ein Teil des Trainingseffekts wieder verflogen. Zudem steigt das Verletzungsrisiko. Versuchen Sie also, wenigstens zweimal wöchentlich zu trainieren.

Balanced **Info**

Packen Sie doch einfach ein Plus an Bewegung in Ihr Leben. Nutzen Sie Treppen statt Fahrstuhl oder Rolltreppe. Erledigen Sie alle Dinge in weniger als zwei Kilometern Entfernung mit dem Rad oder zu Fuß.

Überlasten Sie sich nicht

Balanced Fitness wird Ihre körperliche Leistungsfähigkeit schon nach wenigen Trainingseinheiten deutlich verbessern. Werden Sie aber nicht übermütig. Halten Sie sich an die vorgegebenen Wiederholungszahlen. Wichtig ist, dass Sie bei einer Erkältung oder einem grippalen Infekt eine Pause einlegen. Und zwar so lange, bis Sie wieder gesund sind. Sollte es beim Üben zu Schmerzen kommen, brechen Sie die entsprechende Übung lieber ab. Balanced Fitness soll dem Körper nutzen, nicht schaden. Schauen Sie Übungsfoto und Beschreibung noch einmal genau an. Kontrollieren Sie sich im Spiegel. Bei Bedarf fragen Sie Ihren Arzt um Rat.

Was Sie noch tun können

Neben dem Balanced-Fitness-Programm sollten Sie zusätzlich noch Ihre Ausdauer trainieren. Ideal für Menschen mit leichten Beschwerden ist Walking mit intensivem Armeinsatz oder Nordic Walking. Buchtipps finden Sie auf Seite 127.

Level 2

Übungen für Fitness und Wohlbefinden

Leistung

Sie werden bereits selbst festgestellt haben, dass es bei Ihnen das eine oder andere Leistungsdefizit gibt. Wenn Sie regelmäßig die Übungen in diesem Abschnitt trainieren, kommen Sie aber schnell in Form.

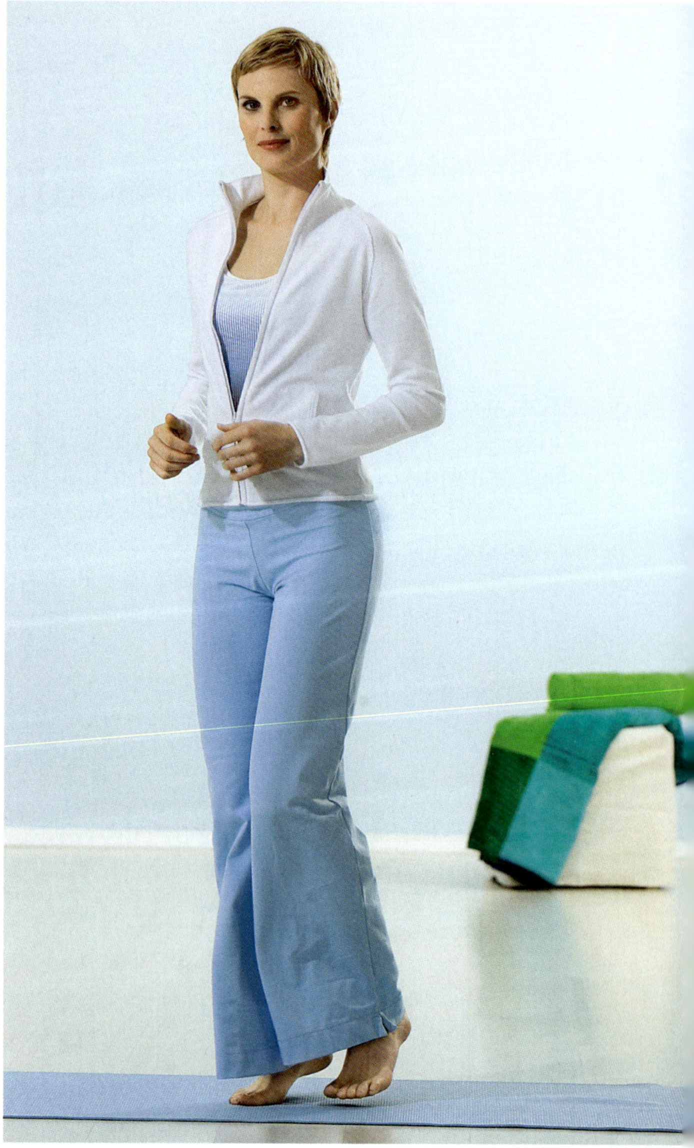

Trippeln auf dem Vorfuß

Stellen Sie sich gerade hin und beginnen Sie dann ganz locker auf der Stelle zu joggen. Achten Sie dabei darauf, dass Sie jeweils nur den Vorfuß, nicht die Ferse aufsetzen. Ideal sind zwei Schritte pro Sekunde. Beim Laufen können Sie die Arme entweder locker hängen lassen oder angewinkelt im Takt mitschwingen.

Anfänger:
2 x 20 Sekunden

Fortgeschrittene:
2 x 40 Sekunden

Profis:
2 x 60 Sekunden

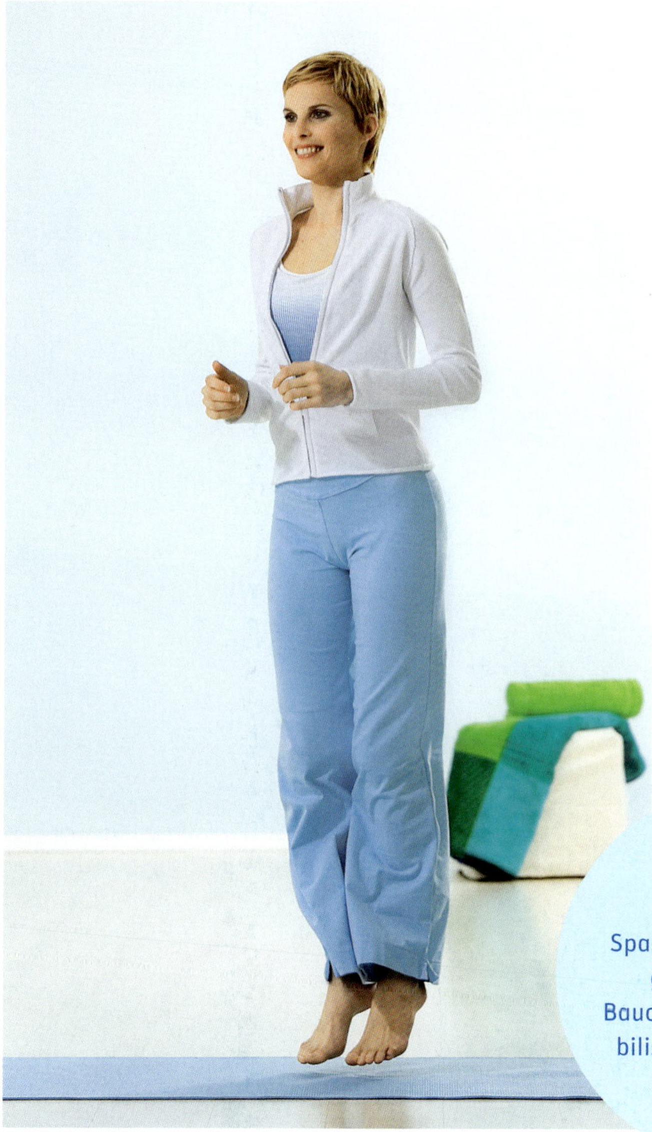

Beidbeiniges Hüpfen

Sie stehen gerade. Gehen Sie dann auf die Vorfüße und beginnen Sie zu hüpfen, ohne dass die Fersen den Boden berühren. Das ideale Tempo sind zwei Bodenkontakte pro Sekunde.

Wichtig: Die Sprünge müssen nicht sehr hoch sein. Wichtiger ist ein harmonischer, leicht federnder Bewegungsfluss.
Sie können die Intensität der Übung noch steigern, indem Sie Ihre Arme einsetzen und im Rhythmus mitschwingen lassen. Bei jedem Absprung die Unterarme nachziehen.

Tipp

Spannen Sie während der ganzen Übung die Bauchmuskeln an, das stabilisiert den Oberkörper.

Anfänger:	12 x hüpfen
Fortgeschrittene:	18 x hüpfen
Profis:	25 x hüpfen

Hüpfen auf einem Bein

Anfänger:
12 x hüpfen auf jedem Bein

Fortgeschrittene:
18 x hüpfen auf jedem Bein

Profis:
25 x hüpfen auf jedem Bein

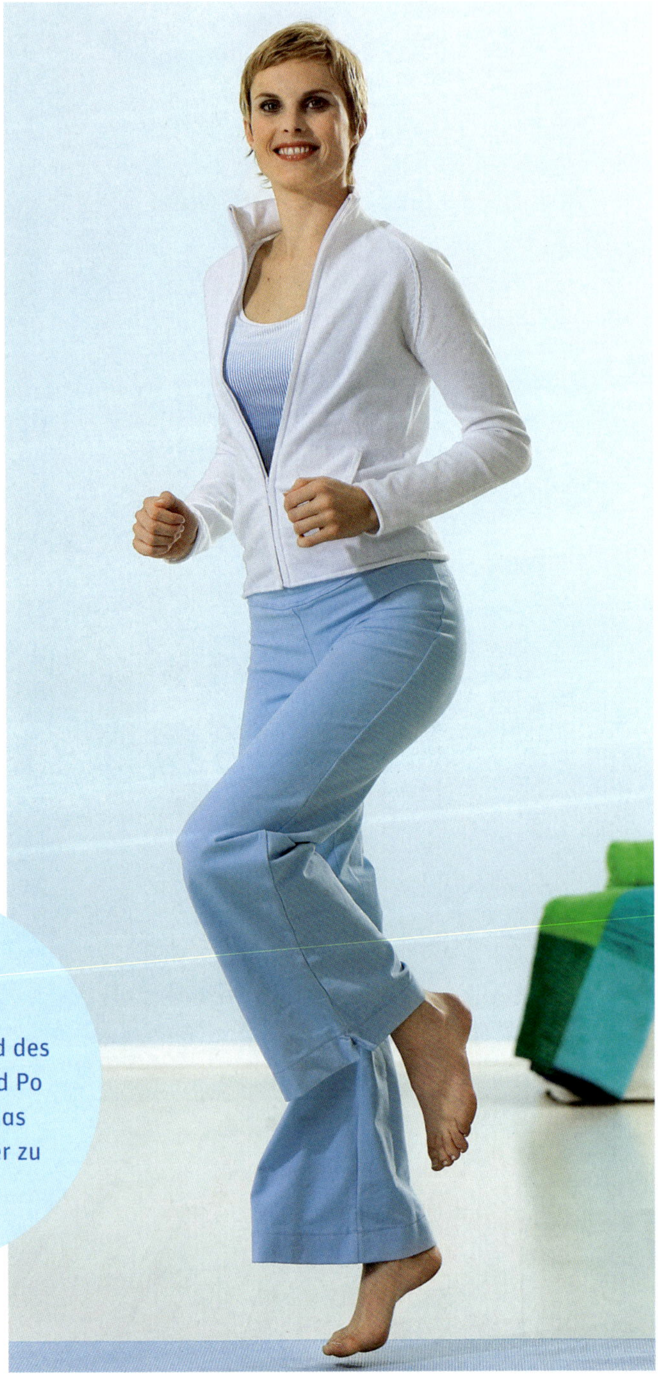

1. Hüpfen Sie ganz locker und federnd auf dem rechten Bein. Dabei berührt nur der Vorfuß den Boden. Die Arme sind angewinkelt. Versuchen Sie das Tempo von zwei Bodenkontakten pro Sekunde einzuhalten.
2. Nach der vorgegebenen Wiederholungszahl machen Sie eine kurze Pause (10 Sekunden) und hüpfen dann auf dem linken Bein.

Tipp

Spannen Sie während des Springens Bauch und Po fest an. Das hilft, das Gleichgewicht besser zu halten.

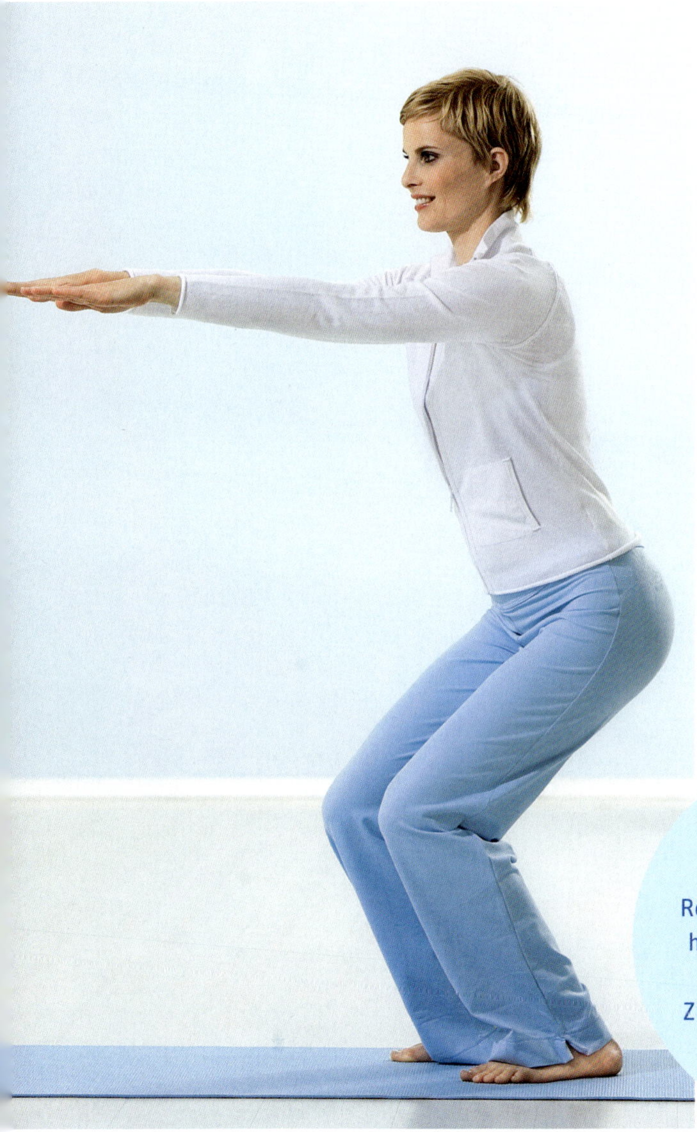

Rückkehr des Frühlings (alte Tai-Chi-Übung)

1. Stellen Sie sich aufrecht hin, die Füße sind schulterbreit auseinander. Achten Sie darauf, dass die Füße parallel zueinander stehen. Atmen Sie konzentriert und gleichmäßig.
2. Lassen Sie sich nun locker in die Knie fallen und strecken Sie die Beine gleich wieder. Dann wieder fallen lassen. Die Auf- und Abbewegung sollte möglichst harmonisch, auf keinen Fall ruckartig, sein.

Wichtig: Lassen Sie sich nicht zu tief fallen. Beugen Sie die Oberschenkel maximal 30 Grad.

Tipp

Reduzieren Sie die Wiederholungszahl, wenn es anfangs zu schwierig ist. Ziel sind aber 164 Wiederholungen.

Anfänger:	164 x fallen lassen
Fortgeschrittene:	164 x fallen lassen
Profis:	164 x fallen lassen

Kraft

Auch wenn wir theoretisch die Leistung bringen, fehlt uns oft einfach die Kraft dazu. Mit den folgenden Übungen werden Sie Ihre Kraftwerte deutlich verbessern.

Halbe Hocke

1. Stellen Sie sich aufrecht hin, die Füße sind hüftbreit auseinander und ganz leicht nach außen gedreht.
2. Gehen Sie nun langsam (4 Sekunden) bis zu einer Beugung von 90 Grad in die Hocke. Versuchen Sie dabei die Fersen auf dem Boden zu lassen.
3. Dann die Beine langsam (4 Sekunden) wieder strecken.

Es gibt zwei Varianten: Anfänger neigen den gestreckten Oberkörper nach vorn. Fortgeschrittene dagegen versuchen möglichst aufrecht zu bleiben.

Anfänger:	2 x 8 Wiederholungen
Fortgeschrittene:	2 x 10 Wiederholungen
Profis:	2 x 12 Wiederholungen

Tipp

Wenn Sie gut trainiert sind, können Sie diese Übung auch mit Zusatzgewichten (Hanteln) durchführen.

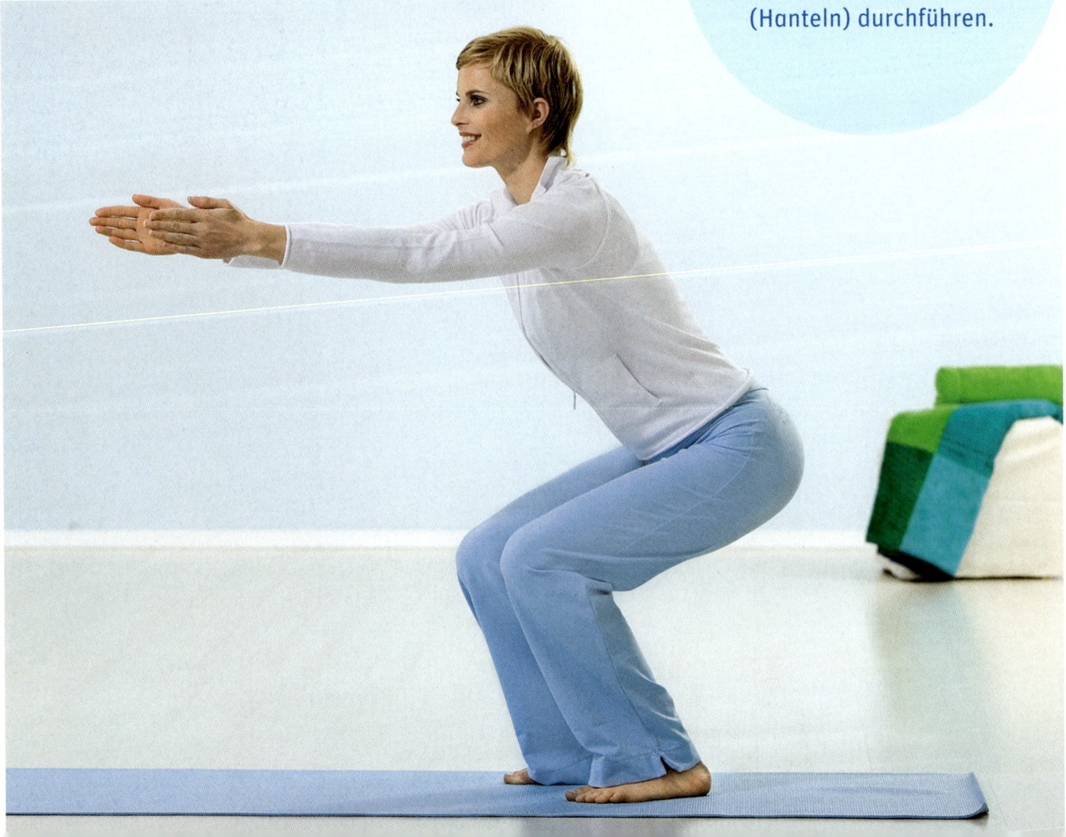

Kniebeuge im Einbeinstand

1. Stellen Sie sich auf ein Bein. Das andere ziehen Sie leicht an. Die Arme nach vorn strecken.
2. Wenn Sie sicher stehen, gehen Sie langsam (4 Sekunden) in eine leichte Hocke. Die Beugung der Oberschenkel beträgt etwa 45 Grad. Ebenso langsam (4 Sekunden) gehen Sie wieder in die Streckung. Dann die Seite wechseln.

Anfänger:
2 x 4 Wiederholungen je Seite

Fortgeschrittene:
2 x 5 Wiederholungen je Seite

Profis:
2 x 6 Wiederholungen je Seite

Wichtig: Bei dieser Übung wird der Gleichgewichtssinn stark gefordert. Gehen Sie erst dann in die Hocke, wenn Sie sicher stehen.

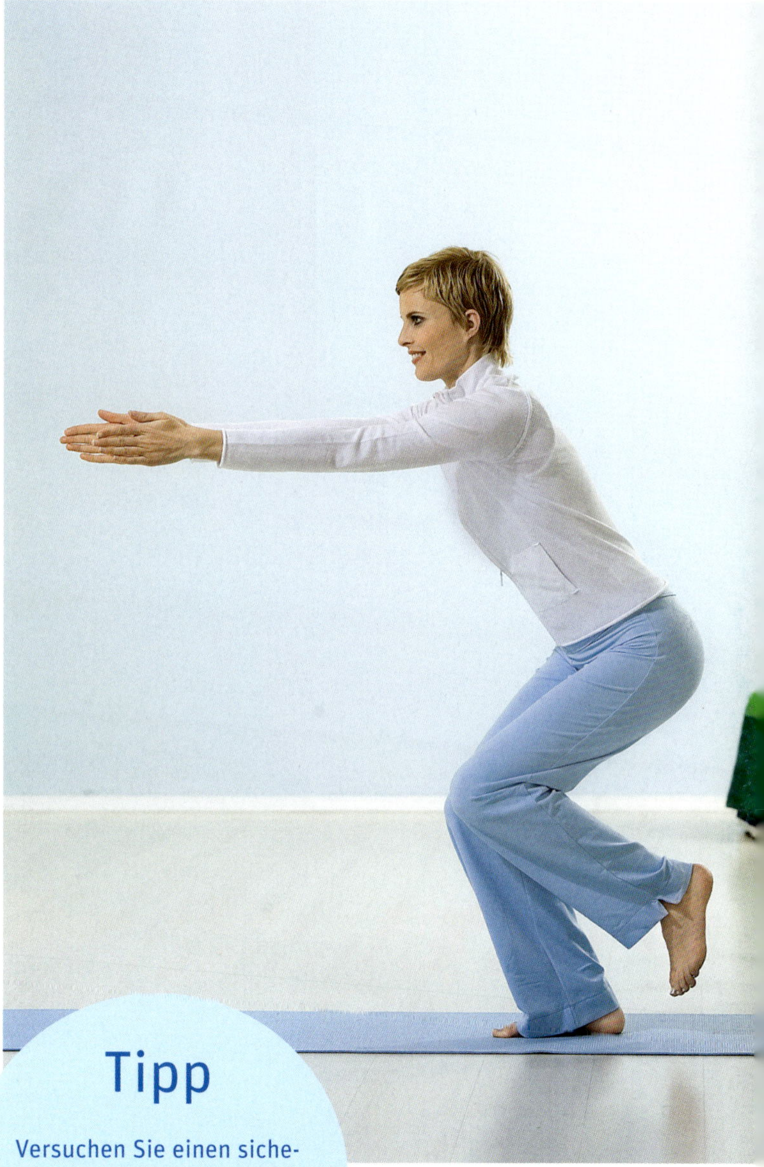

Tipp

Versuchen Sie einen sicheren Stand zu erreichen. Sie können sich auch mit einer Hand an einer Wand abstützen.

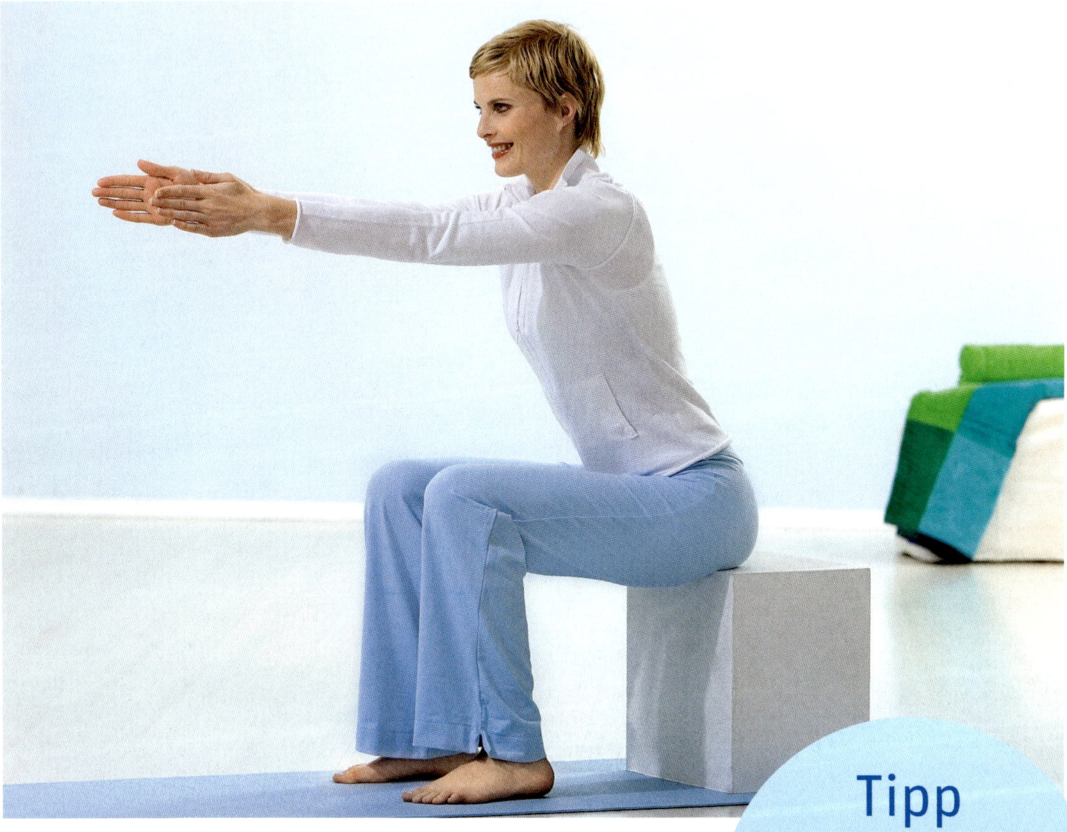

Aufstehen aus niedriger Sitzhöhe

1. Setzen Sie sich auf eine niedrige Kiste. Die Höhe sollte etwa 30 Zentimeter betragen. Die Füße stehen etwa schulterbreit auseinander.
2. Aus dieser Position heraus versuchen Sie nun langsam (4 Sekunden) aufzustehen.

Anfänger:	2 x 10 Wiederholungen
Fortgeschrittene:	2 x 10 Wiederholungen
Profis:	2 x 12 Wiederholungen

Tipp

Wenn Sie keine Kiste in der richtigen Höhe besitzen, verwenden Sie einen Getränkekasten als Sitzgelegenheit.

3. Setzen Sie sich dann genauso langsam (4 Sekunden) wieder hin.

Wichtig: Versuchen Sie möglichst ohne Schwung aufzustehen und lassen Sie sich beim Setzen nicht fallen. Optimal ist eine gleichmäßig langsame Bewegung.

Langsames Treppensteigen

1. Stellen Sie sich vor eine etwa 30 Zentimeter hohe Kiste und setzen Sie den rechten Fuß darauf.
2. Nun das linke Bein langsam (4 Sekunden) neben das rechte stellen.
3. Das linke Bein langsam (4 Sekunden) wieder auf den Boden stellen und das rechte ebenso langsam nachsetzen.
4. Von neuem das rechte Bein auf die Kiste setzen und so die vorgegebene Zahl von Wiederholungen machen.

Anfänger:
2 x 8 Wiederholungen je Seite mit 1 Minute Pause dazwischen

Fortgeschrittene:
2 x 10 Wiederholungen je Seite mit 1 Minute Pause dazwischen

Profis:
2 x 12 Wiederholungen je Seite mit 1 Minute Pause dazwischen

Tipp

Wenn Sie Probleme mit dem Gleichgewicht haben sollten, können Sie sich an einer Wand abstützen.

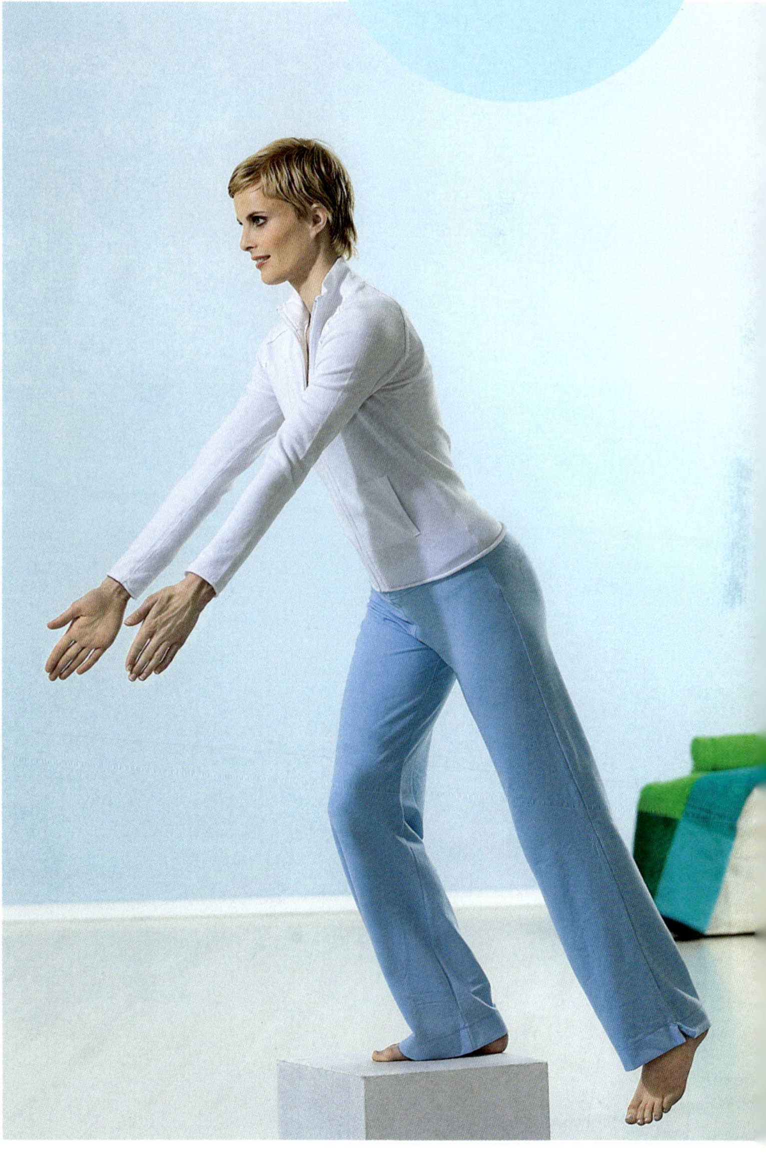

Liegestütze in Tischhöhe

1. Stellen Sie einen Tisch gegen eine Wand, sodass er nicht verrutschen kann. Stützen Sie sich mit beiden Händen und ausgestreckten Armen auf der Tischplatte ab. Gehen Sie mit den Beinen so weit nach hinten, bis der Körper gestreckt ist und die Schultern über den Händen sind.
2. Beugen Sie nun langsam (4 Sekunden) die Arme, bis der Brustkorb fast die Tischkante berührt. Strecken Sie die Arme dann langsam (4 Sekunden) wieder.

Wichtig: Versuchen Sie während der gesamten Übung gleichmäßig zu atmen. Wenn Sie in die Pressatmung verfallen, sollten Sie die Übung lieber abbrechen.

Tipp

Der Schwierigkeitsgrad ist regulierbar: Je weiter Sie mit den Beinen nach hinten gehen, desto schwieriger wird die Übung.

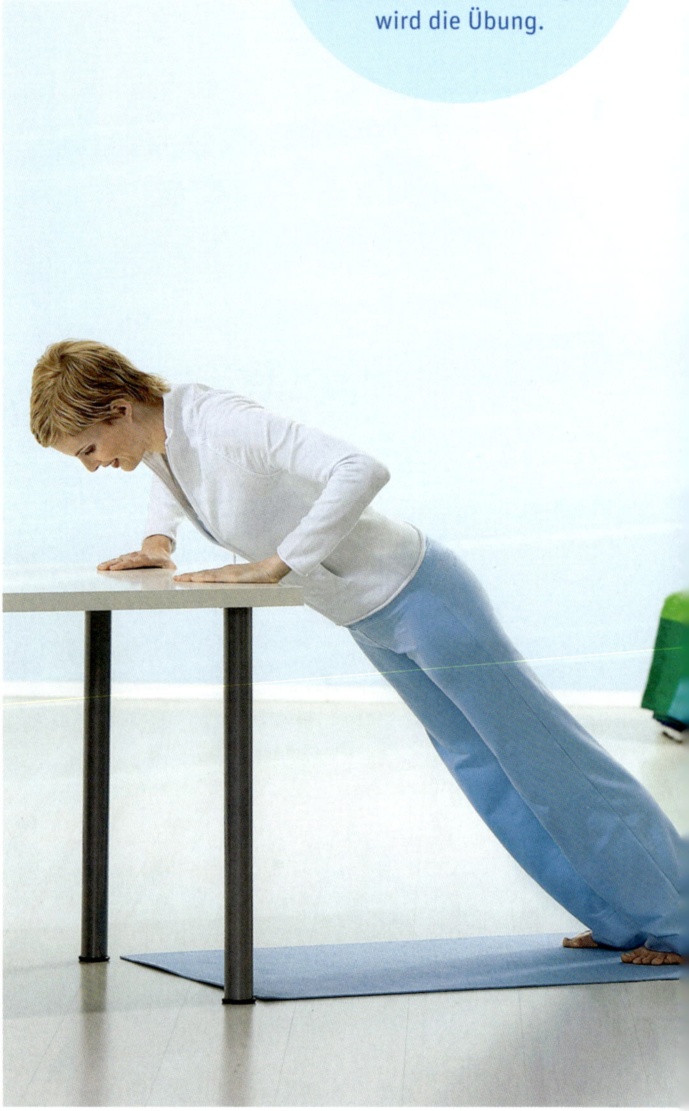

Anfänger:
2 x 8 Wiederholungen mit
1 Minute Pause dazwischen

Fortgeschrittene:
2 x 10 Wiederholungen mit
1 Minute Pause dazwischen

Profis:
2 x 12 Wiederholungen mit
1 Minute Pause dazwischen

Balance

Mit einem gut ausgeprägten Gleichgewichtssinn gelingt es Ihnen, viele Alltagssituationen leichter zu meistern. Die folgenden Übungen bringen Sie in Balance.

Tandemgang vorwärts und rückwärts

Anfänger:	4 x 8 Schritte
Fortgeschrittene:	4 x 10 Schritte
Profis:	4 x 12 Schritte

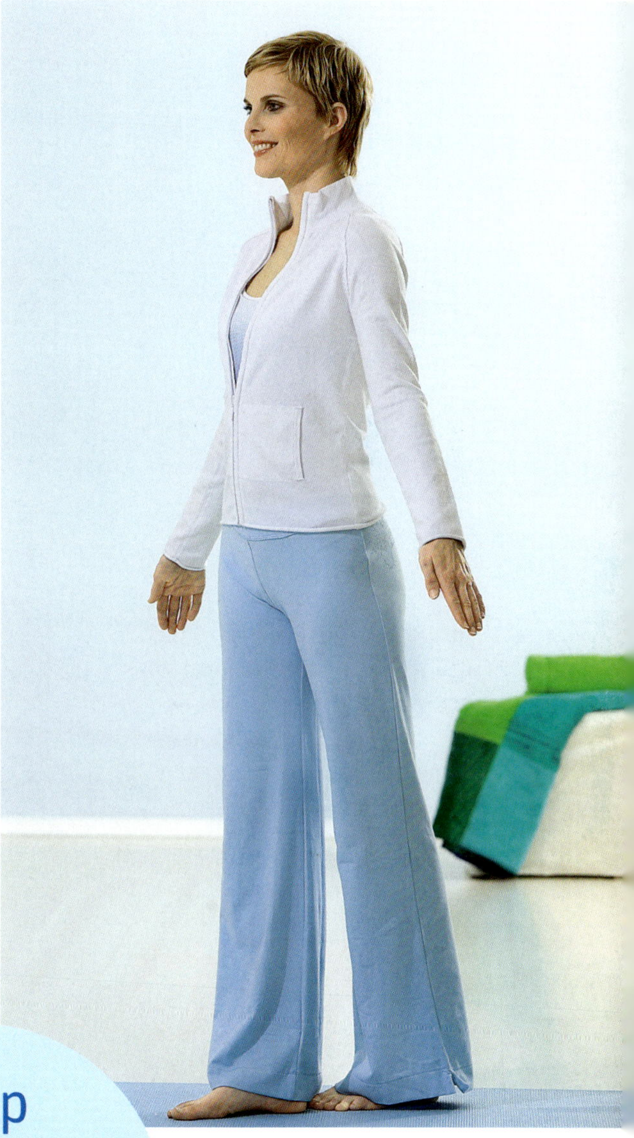

1. Platzieren Sie Ihre Füße direkt hintereinander. Die Ferse des vorderen Fußes berührt dabei die Spitze des hinteren Fußes.
2. Ziehen Sie den hinteren Fuß nach vorn und setzen Sie ihn direkt vor den vorderen. Die Ferse des nun vorderen Fußes setzt wieder direkt an der Spitze des hinteren Fußes an.
3. Gehen Sie so ganz langsam auf einer Linie – setzen Sie einen Fuß direkt vor den anderen.
4. Nach der vorgegebenen Zahl von Schritten gehen Sie in gleicher Weise rückwärts.

Tipp

Bei Gleichgewichtsproblemen sollten Sie nah an einer Wand entlanggehen, um sich eventuell abstützen zu können.

Fersengang

Anfänger:
2 x 15 Sekunden

Fortgeschrittene:
2 x 30 Sekunden

Profis:
3 x 30 Sekunden

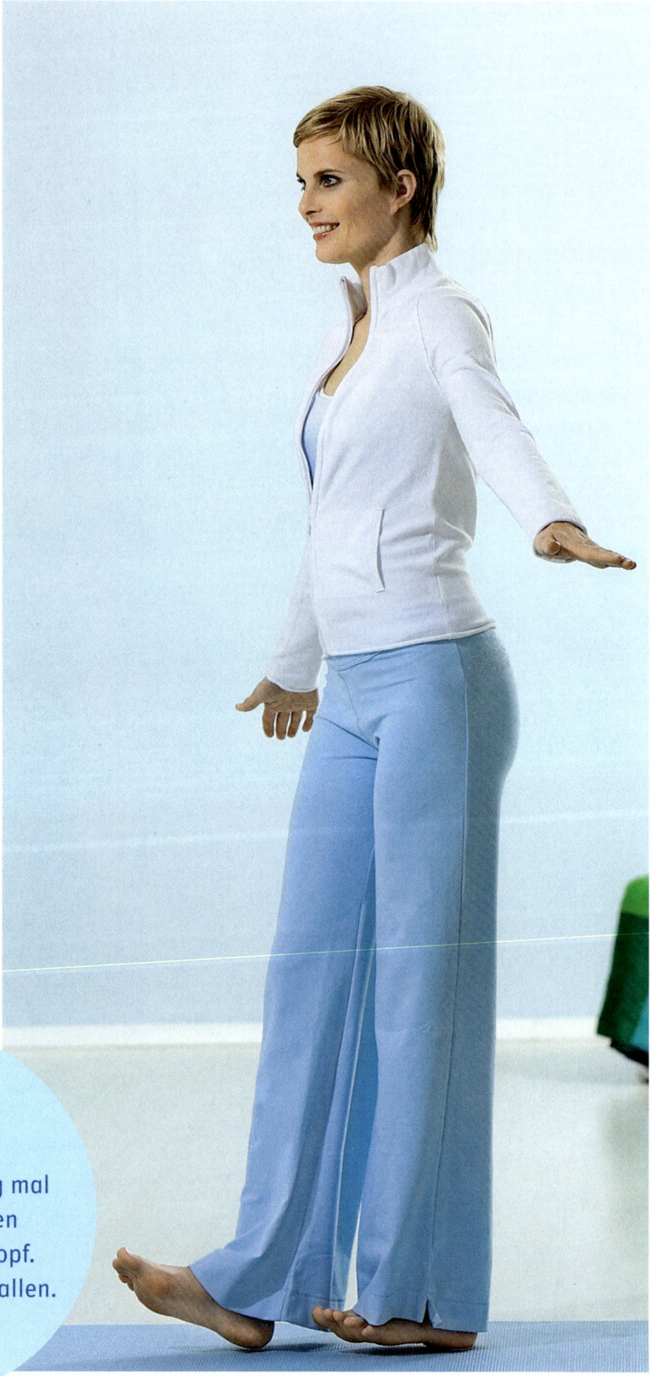

1. Sie stehen aufrecht, die Füße sind hüftbreit auseinander. Heben Sie die Vorfüße an und verlagern Sie das Gewicht auf die Fersen.
2. Beginnen Sie nun auf den Fersen herumzugehen – vorwärts, rückwärts und seitwärts. Konzentrieren Sie sich auf die Spannung in der Körpermitte. Nach der vorgegebenen Zeit eine kurze Pause machen und dann den nächsten Durchgang starten.

Wichtig: Versuchen Sie trotz der ungewohnten Bewegung, den Körper möglichst gerade zu halten.

Tipp

Machen Sie die Übung mal mit einem gefalteten Handtuch auf dem Kopf. Es darf nicht herunterfallen.

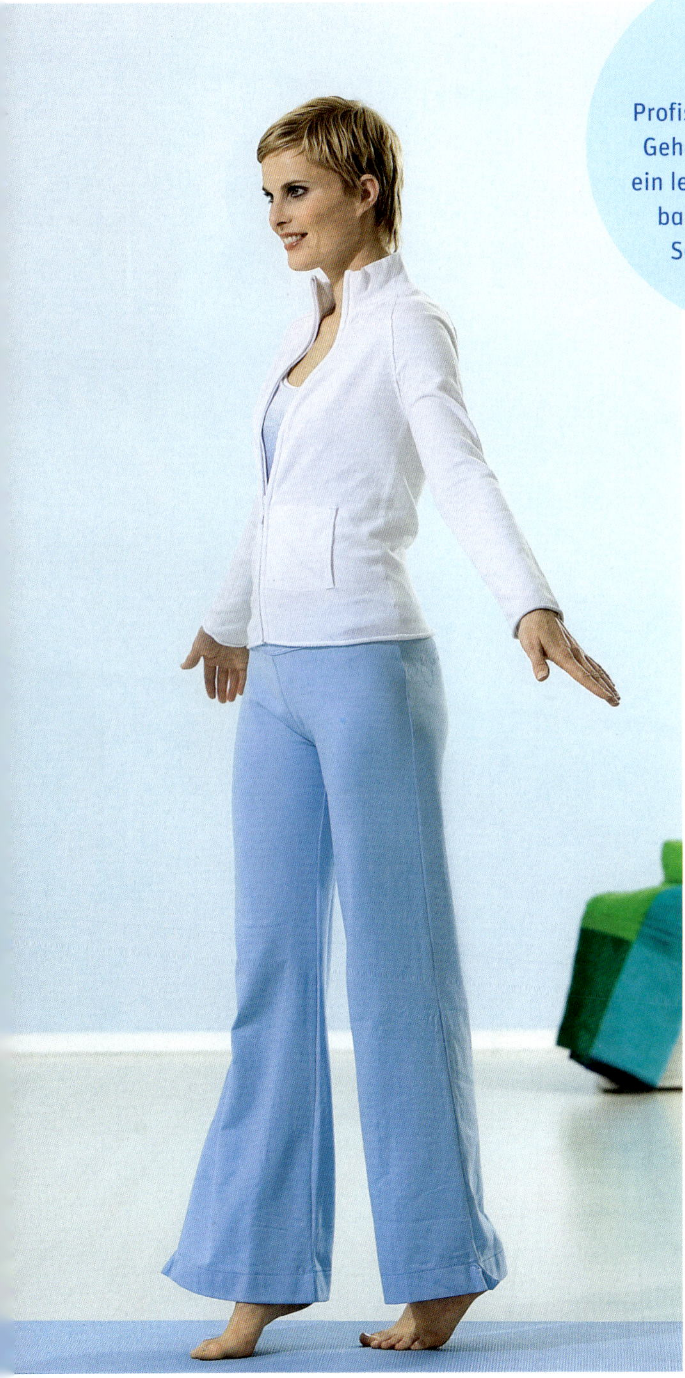

Tipp

Profis können während des Gehens auf den Vorfüßen ein leichtes Fußwippen einbauen, das erhöht den Schwierigkeitsgrad.

Vorfußgang

1. Sie stehen aufrecht, die Füße sind hüftbreit auseinander. Heben Sie die Fersen an und verlagern Sie das Gewicht auf die Vorfüße.
2. Gehen Sie nun vorwärts, rückwärts und seitwärts, ohne dass die Fersen den Boden berühren.

Wichtig: Bewegen Sie sich zunächst in der Nähe einer Wand, um sich bei Gleichgewichtsproblemen abstützen zu können. Wenn Sie sicher sind, können Sie sich frei im Raum bewegen.

Anfänger:
2 x 15 Sekunden

Fortgeschrittene:
2 x 30 Sekunden

Profis:
3 x 30 Sekunden

Seitlicher Wiegeschritt in den Einbeinstand

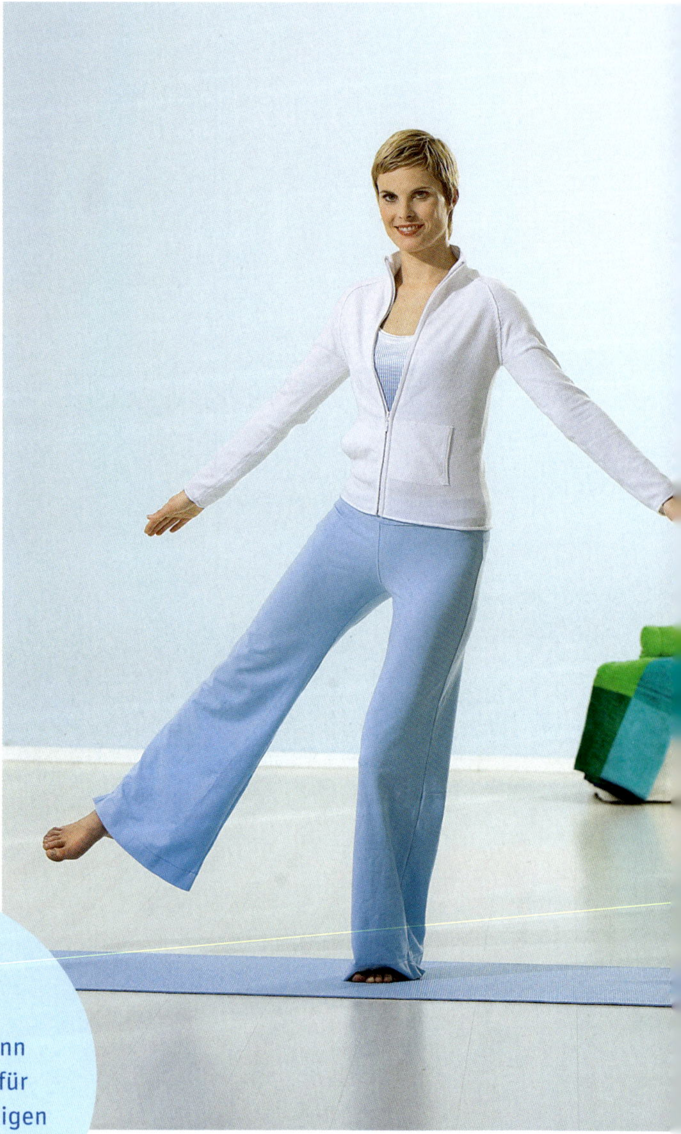

1. Stellen Sie sich leicht gegrätscht hin – die Füße sind mehr als schulterbreit auseinander, die Fußspitzen sind nach vorn gerichtet.
2. Verlagern Sie dann das Gewicht auf das linke Bein und heben das rechte gestreckt vom Boden ab. 4 Sekunden halten, dann mit einem breiten Seitschritt auf die andere Seite wechseln und wieder 4 Sekunden halten.

Wichtig: Achten Sie auf eine stabile und vor allem rutschfeste Unterlage (die Übung nicht auf einem Läufer durchführen).

Tipp

Langsame Musik kann Ihnen dabei helfen, für diese Übung den richtigen Rhythmus zu finden.

Anfänger:	8 x zu jeder Seite
Fortgeschrittene:	10 x zu jeder Seite
Profis:	12 x zu jeder Seite

Dehnung

Zum Abschluss des Level-2-Aufbauprogramms gibt es noch ein paar Dehnübungen, die für mehr Beweglichkeit sorgen und Sie elastischer machen.

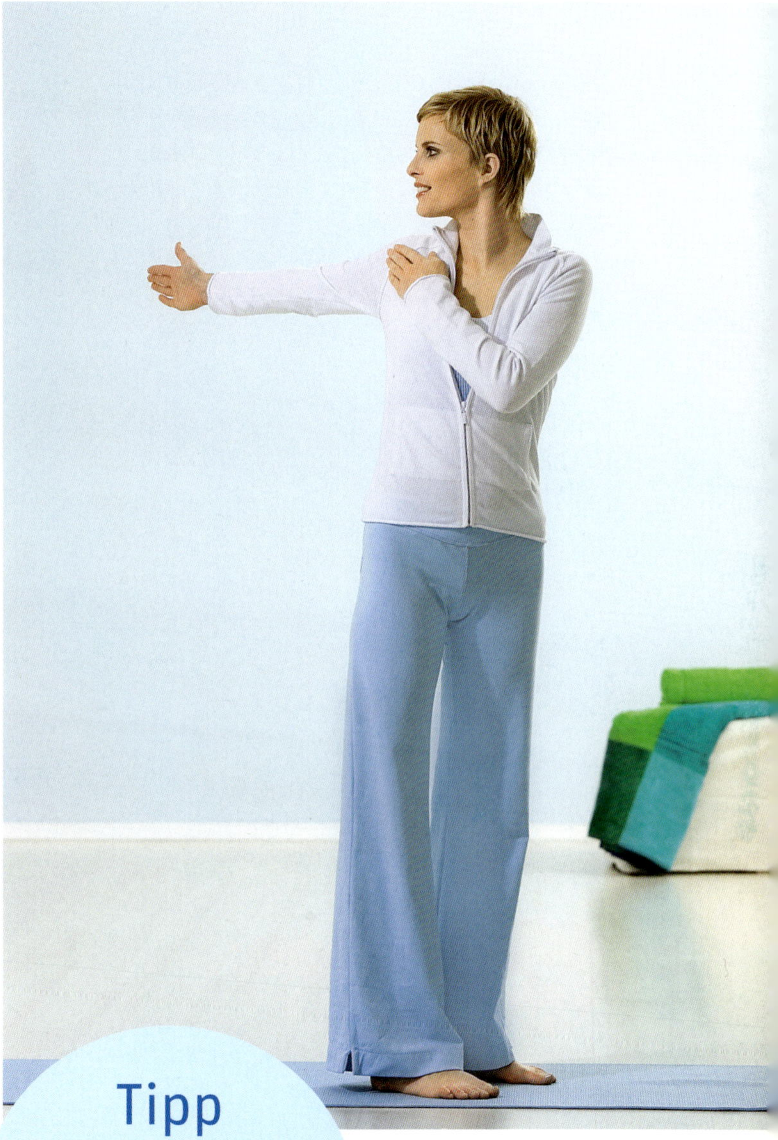

Rumpfdrehung nach links und rechts

Anfänger:
3 x je Seite 8 Sekunden halten

Fortgeschrittene:
3 x je Seite 8 Sekunden halten

Profis:
3 x je Seite 8 Sekunden halten

1. Stellen Sie sich aufrecht hin, die Füße sind schulterbreit auseinander. Heben Sie den rechten Arm gestreckt bis zur Waagerechten an, die linke Hand platzieren Sie rechts auf der Brust.
2. Drehen Sie sich nun langsam so weit nach rechts hinten, bis ein schmerzfreies Dehngefühl auftritt. Die Position 8 Sekunden halten und langsam wieder lösen. Das Gleiche dann zur anderen Seite mit dem linken Arm ausführen.

Wichtig: Die Übung niemals mit Schwung ausführen!

Tipp

Achten Sie während der gesamten Übung auf eine gleichmäßige Atmung – nicht die Luft anhalten.

Rumpfbeuge

1. Stellen Sie sich aufrecht hin, die Füße stehen hüftbreit auseinander.
2. Beugen sie sich nun ganz langsam (8 Sekunden) nach vorn. Dabei Kopf und Arme locker nach unten gleiten lassen und den Rücken Wirbel für Wirbel abrollen. Die Knie bleiben gestreckt. Gehen Sie aber wirklich nur so weit in die Dehnung, wie es ohne Schmerzen möglich ist.
3. Wenn Sie die Dehnposition erreicht haben, wieder ganz langsam (8 Sekunden) hochrollen.

Anfänger:	3 x wiederholen
Fortgeschrittene:	3 x wiederholen
Profis:	3 x wiederholen

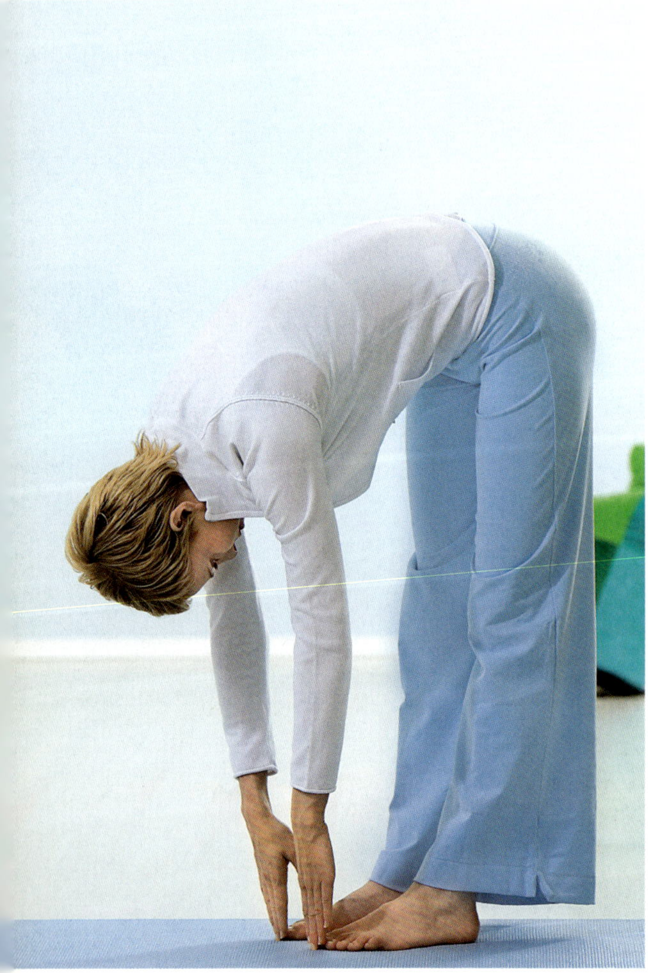

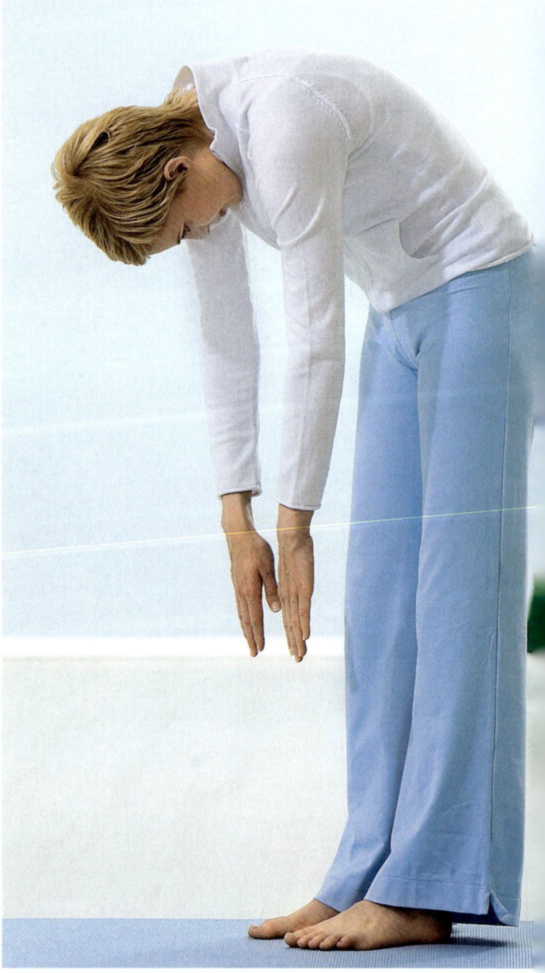

Rückwärtsstreckung

1. Sie stehen aufrecht, die Füße sind hüftbreit auseinander. Strecken Sie die Hände langsam (4 Sekunden) in Richtung Decke und beugen Sie den Oberkörper dabei leicht nach hinten. Der Blick geht zur Decke. Achten Sie darauf, dass Sie den Kopf nicht nach hinten fallen lassen. Er sollte mit dem Körper eine Linie bilden.
2. Halten Sie die Dehnung 2 Sekunden und gehen Sie dann langsam wieder in die Ausgangsstellung zurück.

Anfänger:
3 x wiederholen

Fortgeschrittene:
3 x wiederholen

Profis:
3 x wiederholen

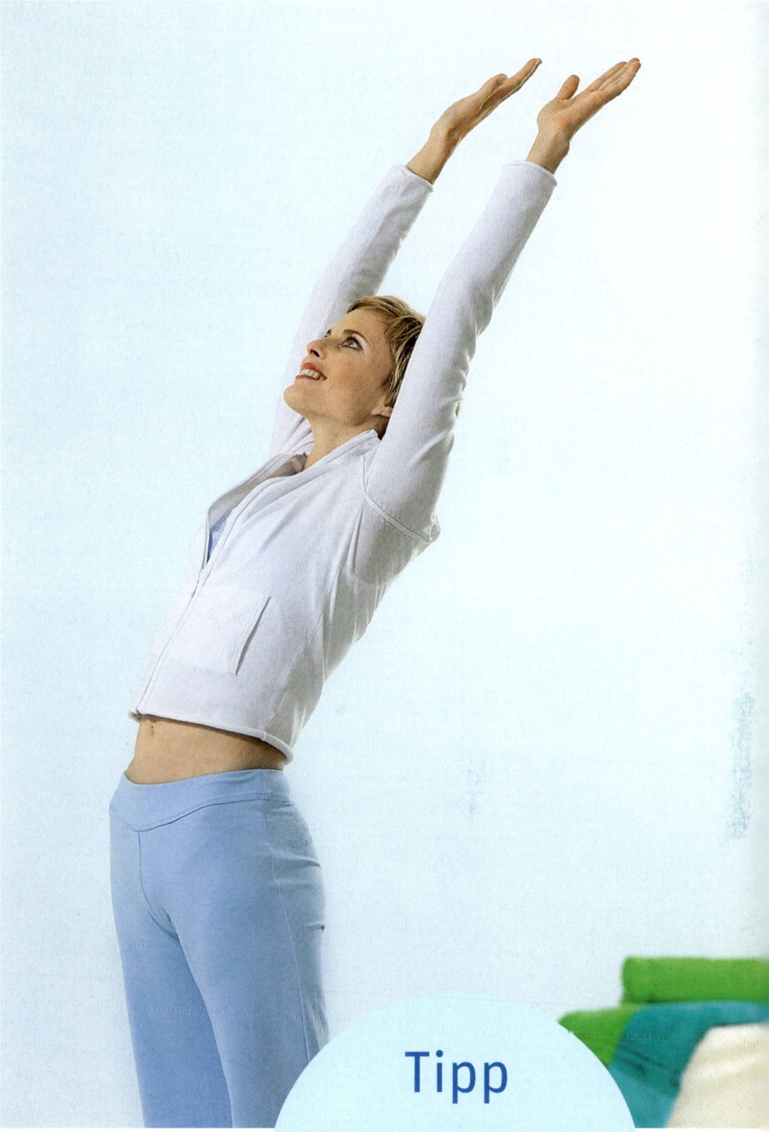

Tipp

Wenn Sie sich bei der Dehnung nach hinten unsicher fühlen, sollten Sie sich von einer zweiten Person Hilfestellung geben lassen.

Dehnschritt vorwärts

1. Gehen Sie in den weiten Ausfallschritt und verlagern Sie das Gewicht auf das vordere Bein.
2. Drücken Sie nun die Ferse des hinteren Beines langsam (4 Sekunden) in Richtung Boden, bis Sie eine deutliche Dehnung im Wadenmuskel spüren.
3. Halten Sie die Position 8 Sekunden lang und lösen Sie die Dehnung wieder. Nach 3 Wiederholungen die Seite wechseln.

Wichtig: Achten Sie immer auf einen geraden Rücken. Wenn Sie Gleichgewichtsprobleme haben, können Sie sich an einer Wand oder einem Stuhl festhalten.

Anfänger:	3 x je Seite wiederholen
Fortgeschrittene:	3 x je Seite wiederholen
Profis:	3 x je Seite wiederholen

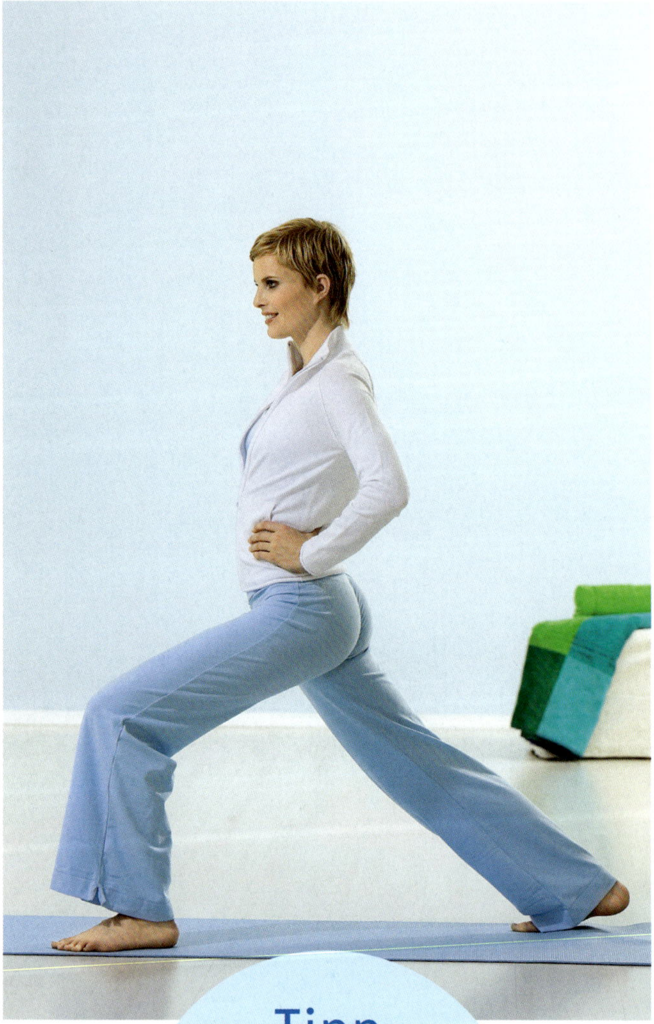

Tipp

Auch bei den Dehnübungen sollten Sie auf eine sehr ruhige und gleichmäßige Atmung achten.

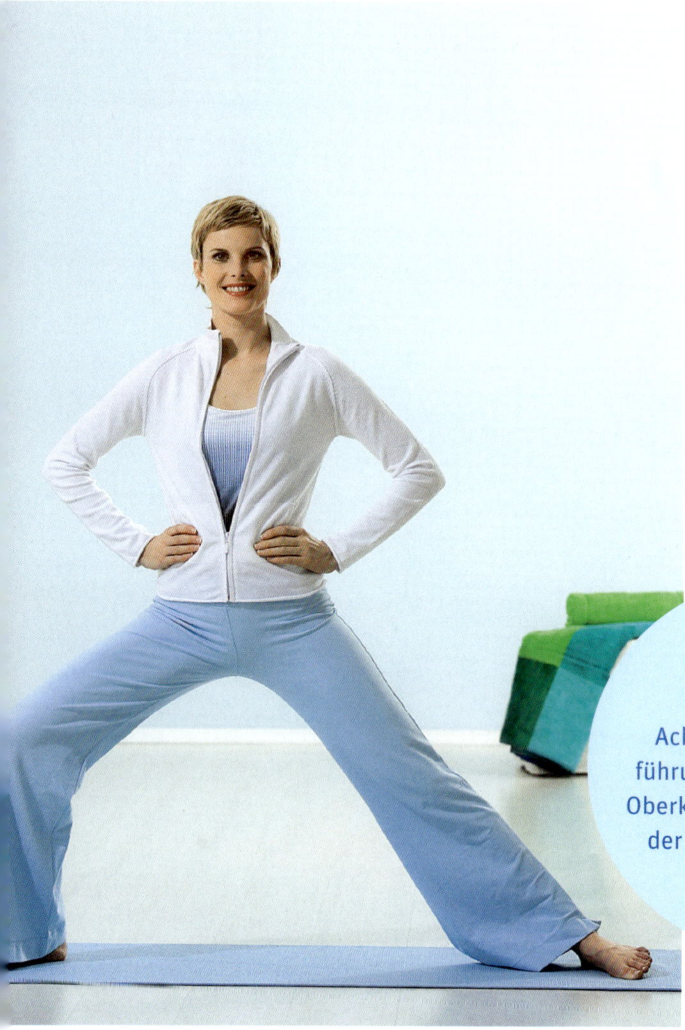

Dehnschritt seitwärts

1. Stellen Sie sich in den seitlichen Grätschschritt. Der Oberkörper ist aufrecht, die Füße zeigen nach vorn.
2. Beugen Sie langsam (4 Sekunden) das rechte Bein, während das linke gestreckt bleibt. Es entsteht ein Dehngefühl an der Oberschenkelinnenseite des gestreckten Beines.
3. Die Dehnung 8 Sekunden halten und dann das andere Bein beugen.

Tipp

Achten Sie bei der Ausführung auf einen geraden Oberkörper, dann kann auch der Atem besser fließen.

Anfänger:	3 x je Seite wiederholen
Fortgeschrittene:	3 x je Seite wiederholen
Profis:	3 x je Seite wiederholen

Wichtig: Der Fuß des gestreckten Beines ist seitlich gekippt. So können Sie eine Überdehnung verhindern. Wichtig ist auch, dass Sie festen Boden unter den Füßen haben, damit Sie nicht plötzlich wegrutschen.

Level 3

Genesungsprogramm bei Beschwerden

Das dritte Programm ist für all jene konzipiert, die unter klinischen Beschwerden leiden oder die eine körperliche Behinderung haben. Die sanften Übungen stärken den Körper und helfen, physische Einschränkungen zu mindern.

Für wen Programm 3 gedacht ist

Sie leiden schon etwas länger unter rheumatischen Erkrankungen oder Osteoporose. Auch die Gelenke wollen nicht mehr so, wie Sie das gerne hätten. Möglicherweise nehmen Sie deswegen Medikamente. Das alles sind aber keine Gründe, nicht trotzdem etwas für Ihre Fitness zu tun. Alle folgenden Übungen sind sehr gut für Personen geeignet, die unter den oben genannten Beschwerden leiden. Sie wurden jahrelang intensiv getestet und sind absolut sicher. Sie können damit Ihr Wohlbefinden und Ihre körperliche Leistungsfähigkeit deutlich steigern.

Vom Anfänger zum Profi

Die Intensität der Übungen ist in drei Leistungsstufen unterteilt: Anfänger, Fortgeschrittene und Profis. Zur letzten Gruppe zählen alle, bei denen bereits Osteoporose, Rheuma oder Arthrose diagnostiziert wurde. Die Profis nehmen zwar Medikamente und sind in ihrer Beweglichkeit eingeschränkt, fühlen sich aber trotzdem recht gut und treiben sogar regelmäßig Sport.
Bei Ihnen wurde bereits Osteoporose, Rheuma oder Arthrose diagnostiziert? Sie nehmen Medikamente und sind in Ihrer Beweglichkeit eingeschränkt? Körperliche Aktivität steht dennoch gelegentlich auf Ihrem Stundenplan? Dann ist der Fortgeschrittenenbereich wahrscheinlich genau das Richtige für Sie.
Als Anfänger sollten Sie trainieren, wenn bei Ihnen bereits Osteoporose, Rheuma oder Arthrose diagnostiziert wurde. Zudem nehmen Sie Medikamente, sind in Ihrer Beweglichkeit eingeschränkt und ein Fitnessprogramm haben Sie auch schon längere Zeit nicht mehr gemacht.
Wenn Sie sich an die Vorgaben halten und regelmäßig üben, sind Sie schon nach wenigen Wochen in der Lage, von einem niedrigen Trainingsbereich in den nächsthöheren zu wechseln.
Wichtig: Wenn Sie merken, dass die Intensität eines höheren Leistungsbereichs zu schwer für Sie ist, schalten Sie einfach einen Gang runter und üben Sie in der nächstniedrigeren Leistungsstufe oder reduzieren Sie die Wiederholungszahl. Finden Sie Ihren eigenen Rhythmus und übertreiben Sie nicht.

Was Sie vor dem und beim Training beachten sollten

Bevor Sie also mit dem Training beginnen, sollten Sie es mit Ihrem Arzt durchsprechen und sich noch einmal von ihm durchchecken lassen. Vor allem wer seit Jahren keinen (oder noch nie) Sport getrieben hat oder an einer akuten Herz-Kreislauf-Erkrankung leidet, sollte im Vorfeld seinen Hausarzt befragen.

Da Ihre körperliche Verfassung (noch nicht) die allerbeste ist, müssen Sie die Sicherheitshinweise genau beachten. Vor allem bei den Balance-Übungen sollten Sie stets die Möglichkeit haben, sich abzustützen.

Übertreiben Sie das Training nicht. Es soll Spaß machen und auf keinen Fall zur Qual werden. Halten Sie sich an die Anweisungen, dann kann nichts schief gehen. Wenn Sie Probleme bei einer Übung haben oder pressen müssen, um die Wiederholungszahl zu erreichen, brechen Sie lieber ab.

Regelmäßiges Üben ist wichtig

Trainieren Sie regelmäßig! Ein Fitness-Strohfeuer mit fünf Trainingseinheiten in der ersten Woche und dann zwei Wochen Pause bringt Ihnen gar nichts. Wer immer mal wieder aussetzt, kann das Programm beim nächsten Mal nicht einfach so wieder aufholen. Versuchen Sie wenigstens zweimal wöchentlich zu trainieren. Bedenken Sie: Schon nach einer Woche Pause ist der Trainingseffekt wieder verflogen.

Balanced **Info**

Inaktivität ist für Personen mit körperlichen Einschränkungen genau das Falsche. Auch sie sollten ihren Körper regelmäßig fordern. Mit Balanced Fitness können sie der Verschlechterung ihrer Beschwerden Einhalt gebieten oder sie sogar bessern.

Achtung: Schmerzen

Wenn durch das Training zusätzlich Schmerzen auftreten, brechen Sie die Übung lieber ab. Möglicherweise machen Sie etwas falsch. Schauen Sie sich das Übungsfoto und die Beschreibung noch einmal genau an. Kontrollieren Sie sich im Spiegel. Noch besser ist es, wenn Sie einen Trainingspartner haben. Vielleicht können Sie auch mit Ihrem Arzt über die Übung zu sprechen.

Auch bei einer Erkältung oder einem grippalen Infekt sollten Sie unbedingt eine Pause einlegen, bis Sie wieder gesund sind.

Was Sie noch für Ihre Fitness tun können

Zusätzlich zu Balanced Fitness sollten Sie Ihre Ausdauer trainieren. Auch für Menschen mit akuten Beschwerden gibt es sehr effektive und zugleich schonende Möglichkeiten für ein zusätzliches Training. Ideal sind Walken, Nordic Walking und Radfahren, aber auch Aquafitness ist gut. Buchtipps finden Sie auf Seite 127.

Level 3

Übungen, die wieder auf die Beine helfen

Dehnen

Da Sie beispielsweise durch langes Sitzen, Liegen oder einfach durch lange »Sportabstinenz« viel von Ihrer Beweglichkeit eingebüßt haben, sind sanfte Dehnübungen für Sie besonders wichtig.

Rumpfdrehung nach links und rechts

Anfänger:	3 x je Seite wiederholen
Fortgeschrittene:	3 x je Seite wiederholen
Profis:	3 x je Seite wiederholen

1. Stellen Sie sich aufrecht hin, die Füße sind schulterbreit auseinander. Heben Sie den rechten Arm gestreckt bis zur Waagerechten an, die linke Hand platzieren Sie rechts auf der Brust.
2. Drehen Sie sich dann langsam so weit nach rechts hinten, wie es Ihnen möglich ist, ohne dass Schmerzen auftreten. Sie sollten aber ein deutliches Dehngefühl verspüren. 8 Sekunden halten, dann langsam wieder lösen. Die Übung dann zur linken Seite ausführen.

Wichtig: Nicht mit Schwung arbeiten!

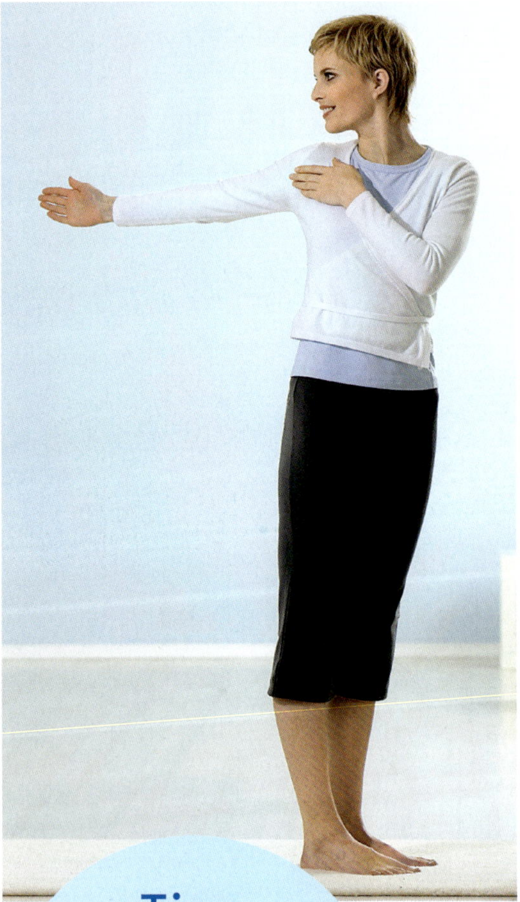

Tipp

Achten Sie während der Ausführung auf eine gleichmäßige Atmung. Bei Dehnübungen passiert es leicht, dass man die Luft anhält.

Rumpfbeuge

1. Stellen Sie sich aufrecht hin, die Füße stehen hüftbreit auseinander. Dann den Oberkörper ganz langsam (8 Sekunden) nach vorn unten beugen. Dabei Kopf und Arme locker nach unten gleiten lassen und den Rücken Wirbel für Wirbel abrollen. Die Knie bleiben gestreckt. Die Atmung bleibt stets gleichmäßig.

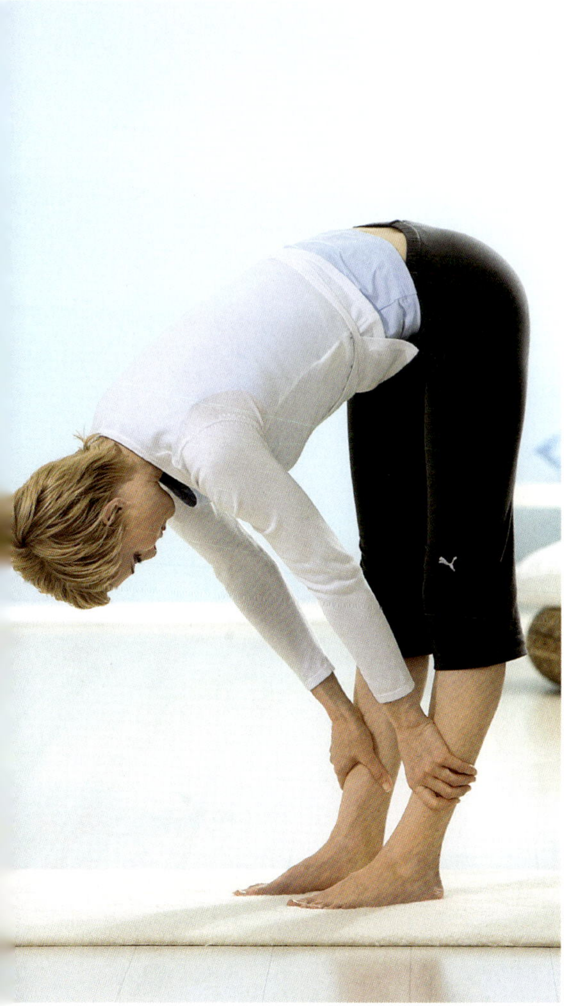

2. Wenn Sie die Dehnposition (ohne Schmerzen) erreicht haben – Profis können die Schienbeine umfassen –, wieder ganz langsam (8 Sekunden) hochgehen.

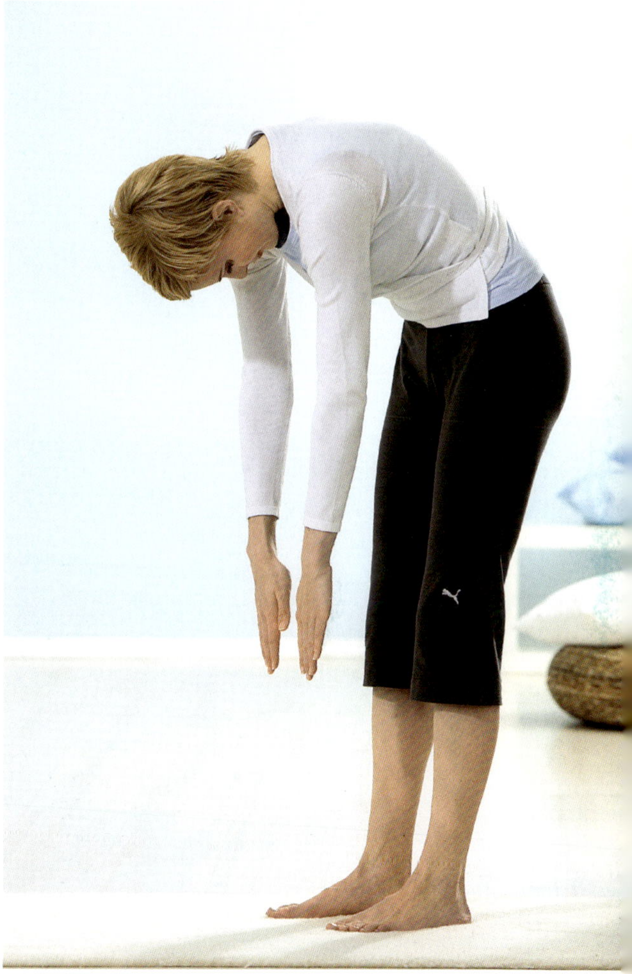

Anfänger:	3 x wiederholen
Fortgeschrittene:	3 x wiederholen
Profis:	3 x wiederholen

Rückwärtsstreckung

1. Stellen Sie sich aufrecht hin, die Füße sind hüftbreit auseinander. Die Hände langsam (4 Sekunden) in Richtung Decke strecken und den Oberkörper wie einen Flitzebogen leicht nach hinten beugen. Der Blick geht zur Decke.
2. Die Position 2 Sekunden halten, dann langsam wieder in die Ausgangsstellung zurückgehen.

Wichtig: Es sieht zwar so aus, als würden Sie ein Hohlkreuz machen müssen, aber genau das sollen Sie nicht tun. Um ein Hohlkreuz zu verhindern, müssen Sie die Po- und Rumpfmuskeln gut anspannen.

Anfänger:
3 x wiederholen

Fortgeschrittene:
3 x wiederholen

Profis:
3 x wiederholen

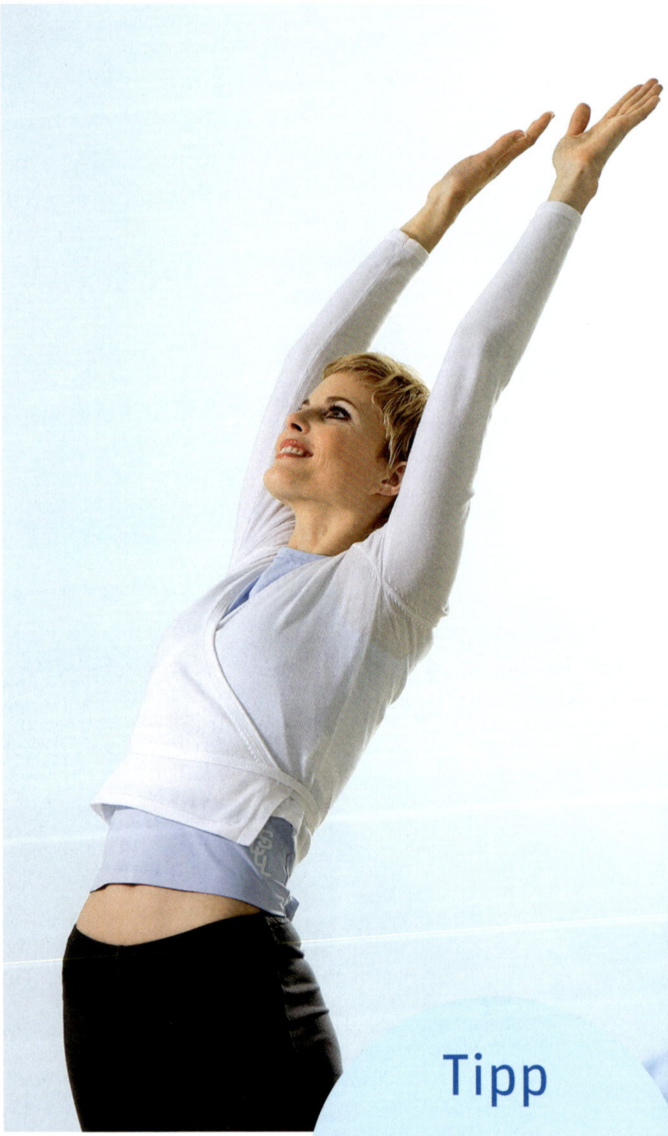

Tipp

Stellen Sie sich zur Sicherheit mit dem Rücken nah an eine Wand und achten Sie auf eine gleichmäßige Atmung.

Dehnschritt vorwärts

1. Gehen Sie so weit wie möglich in den Ausfallschritt und verlagern Sie das Gewicht auf das vordere Bein.
2. Dann drücken Sie die Ferse des hinteren Beines langsam (4 Sekunden) Richtung Boden, bis Sie eine deutliche Dehnung im Wadenmuskel spüren. Die Stellung 8 Sekunden halten, dann die Ferse wieder vom Boden lösen. Nach 3 Wiederholungen die Seite wechseln.

Wichtig: Je weiter Sie in den Ausfallschritt gehen, desto intensiver wird die Dehnung und die Anspannung der Muskeln. Achten Sie deshalb immer auf einen rutschfesten Untergrund.

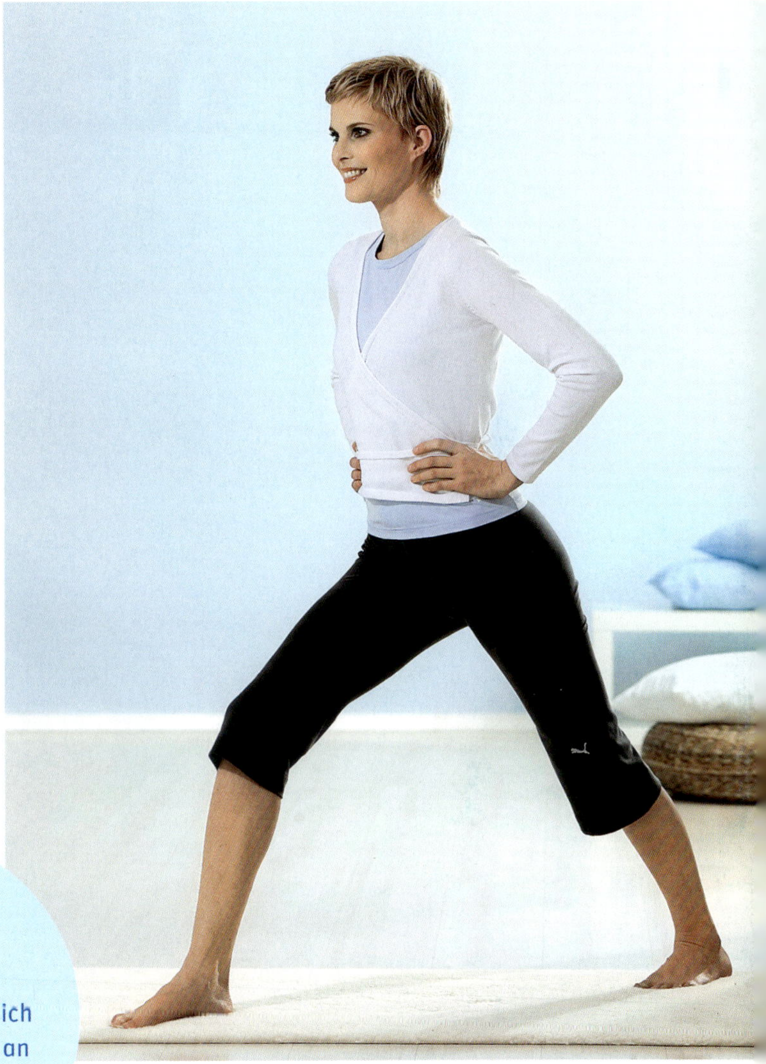

Tipp

Bei Gleichgewichtsproblemen können Sie sich seitlich festhalten, z. B. an einem stabil stehenden Möbelstück.

Anfänger:	3 x je Seite wiederholen
Fortgeschrittene:	3 x je Seite wiederholen
Profis:	3 x je Seite wiederholen

Dehnschritt seitwärts

1. Stellen Sie sich in den seitlichen Grätschschritt. Die Füße zeigen nach vorn. Der Oberkörper ist aufrecht, die Arme sind in die Taille gestützt.
2. Beugen Sie nun langsam (4 Sekunden) das rechte Bein, während das linke gestreckt bleibt. Es entsteht ein Dehngefühl an der Oberschenkelinnenseite des gestreckten Beines. Die Position 8 Sekunden halten. Richten Sie sich auf und beugen Sie dann das andere Bein.

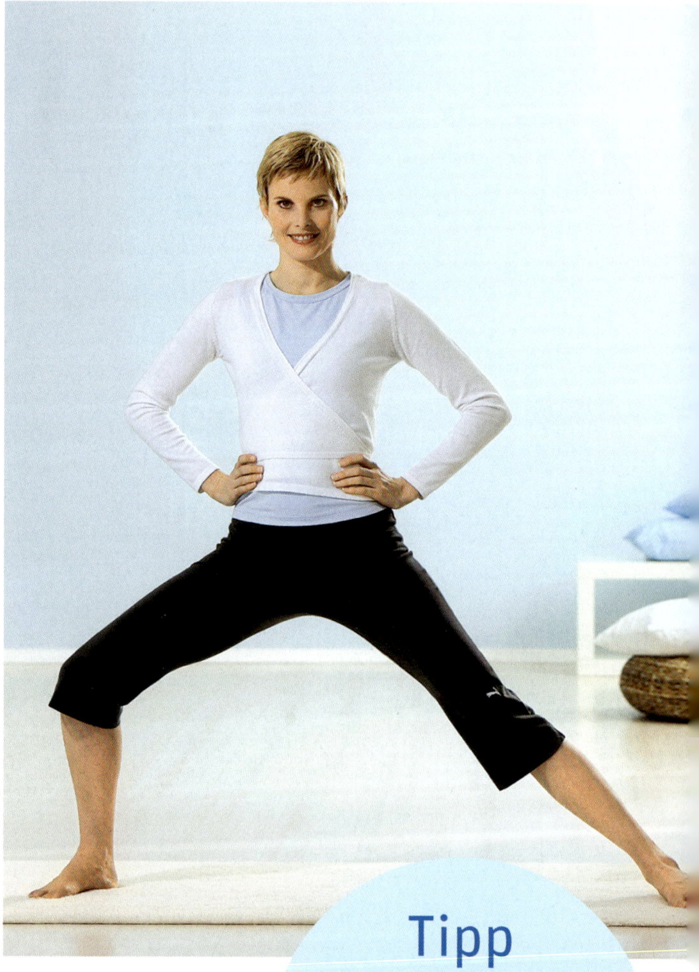

Anfänger:
3 x je Seite wiederholen

Fortgeschrittene:
3 x je Seite wiederholen

Profis:
3 x je Seite wiederholen

Tipp

Achten Sie darauf, dass der Oberkörper stets aufrecht bleibt und Sie die Luft nicht anhalten.

Balance

Fühlen Sie sich manchmal wackelig auf den Beinen oder sind Sie vielleicht sogar schon einmal gestürzt? Die Übungseinheit Balance verbessert ganz gezielt Ihren Gleichgewichtssinn.

Rombergstand

Anfänger:
10 Sekunden

Fortgeschrittene:
12 Sekunden

Profis:
15 Sekunden

1. Stellen Sie sich aufrecht hin. Die Beine sind eng geschlossen, und die Füße stehen direkt nebeneinander. Die Arme sind zum besseren Halten des Gleichgewichts leicht vom Körper abgespreizt.
2. Verharren Sie nun für den vorgegebenen Zeitraum in dieser Position und atmen Sie dabei gleichmäßig.

Info: Der Rombergstand wird in der Medizin häufig als einfacher Gleichgewichtstest durchgeführt.

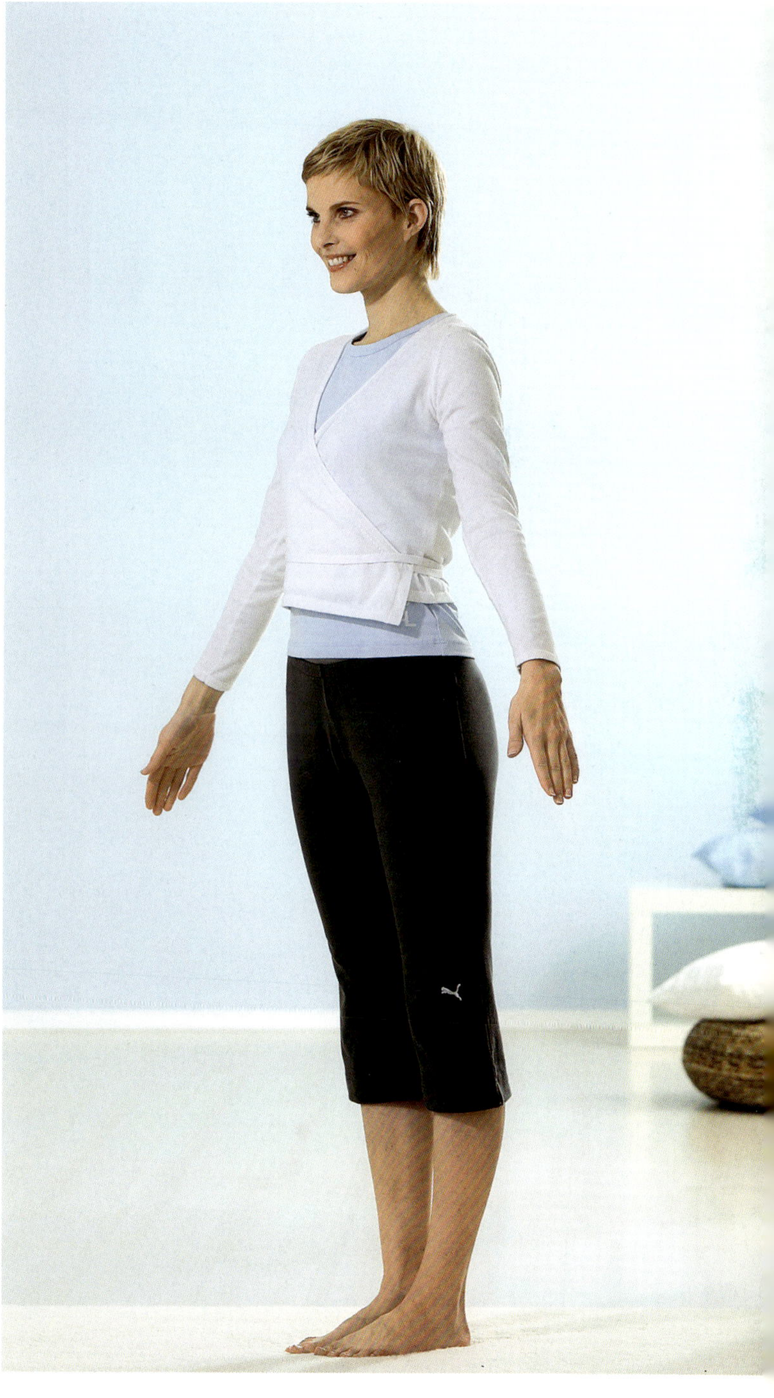

Semitandemstand

Anfänger:
10 Sekunden je Seite

Fortgeschrittene:
12 Sekunden je Seite

Profis:
15 Sekunden je Seite

1. Sie stehen in der Ausgangsposition des Rombergstands (siehe Seite 105).
2. Schieben Sie nun einen Fuß um eine halbe Fußlänge nach vorn. Er bleibt aber direkt neben dem anderen Fuß.
3. Verharren Sie für den angegebenen Zeitraum in dieser Position und wechseln Sie dann die Seite.

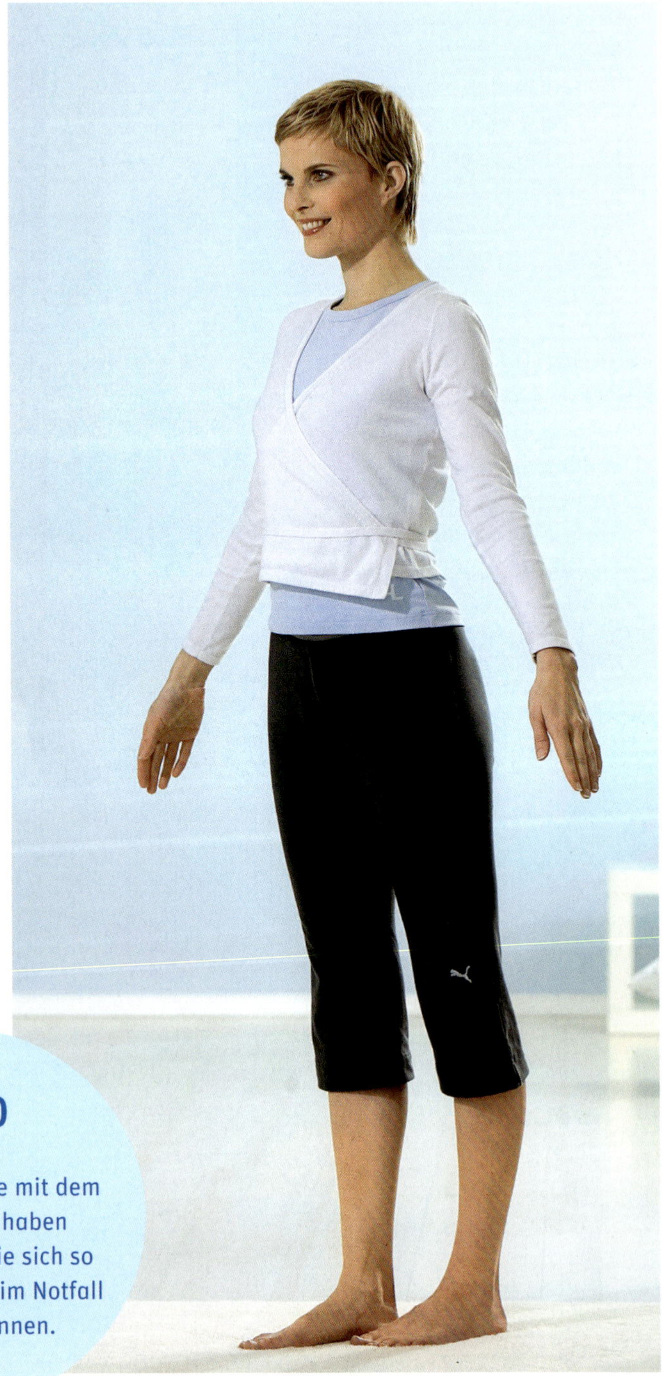

Tipp

Falls Sie Probleme mit dem Gleichgewicht haben sollten, stellen Sie sich so hin, dass Sie sich im Notfall festhalten können.

Tandemstand

1. Stellen Sie die Füße direkt hintereinander. Die Ferse des vorderen Fußes berührt dabei die Spitze des hinteren Fußes. Die Arme sind leicht vom Körper abgespreizt, damit Sie das Gleichgewicht besser halten können.
2. Bleiben Sie für den vorgegebenen Zeitraum in dieser Position und atmen Sie dabei ruhig weiter. Wechseln Sie dann die Seite.

Tipp

Diese Übung fordert Ihren Gleichgewichtssinn sehr. Lassen Sie sich eventuell Hilfestellung geben.

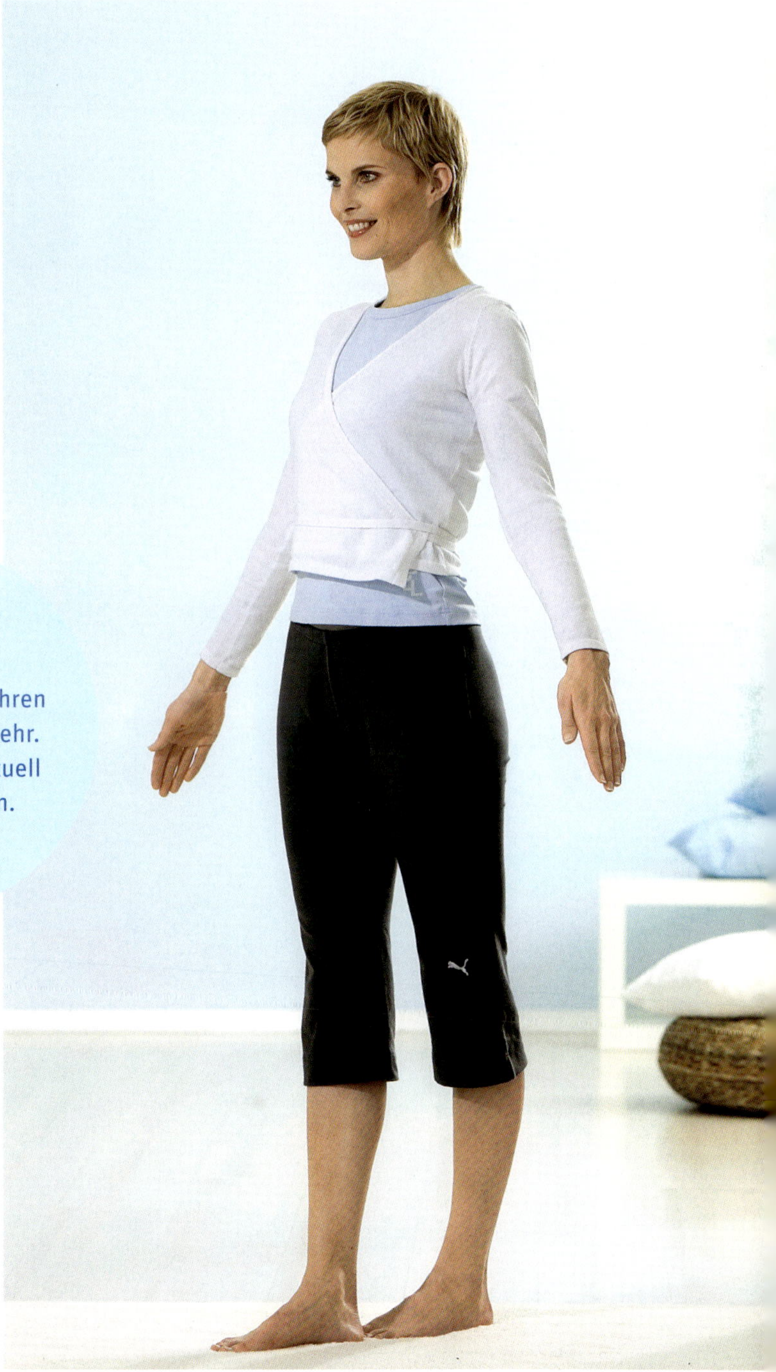

Anfänger:
10 Sekunden je Seite

Fortgeschrittene:
12 Sekunden je Seite

Profis:
15 Sekunden je Seite

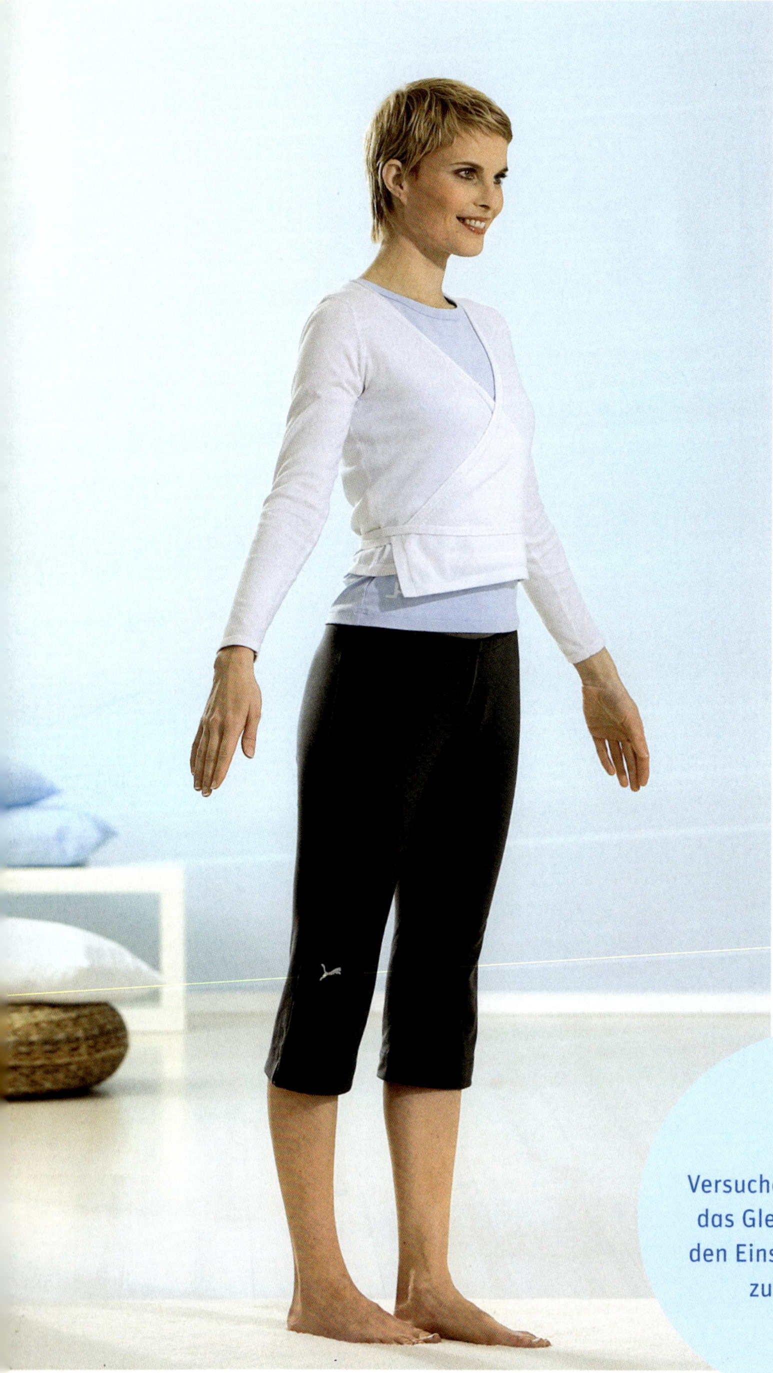

Semitandemgang

Anfänger:
3 x 10 Schritte mit je 30 Sekunden Pause dazwischen

Fortgeschrittene:
3 x 12 Schritte mit je 30 Sekunden Pause dazwischen

Profis:
3 x 15 Schritte mit je 30 Sekunden Pause dazwischen

1. Stellen Sie sich aufrecht hin. Die Füße stehen direkt nebeneinander und die Beine sind eng geschlossen. Die Arme sind leicht vom Körper abgespreizt.
2. Setzen Sie langsam Fuß für Fuß ein paar Zentimeter (maximal eine halbe Fußlänge) nach vorn. Die Füße bleiben dabei weiter ganz eng nebeneinander.

Tipp

Versuchen Sie beim Gehen das Gleichgewicht durch den Einsatz der Arme auszubalancieren.

Tandemgang vorwärts

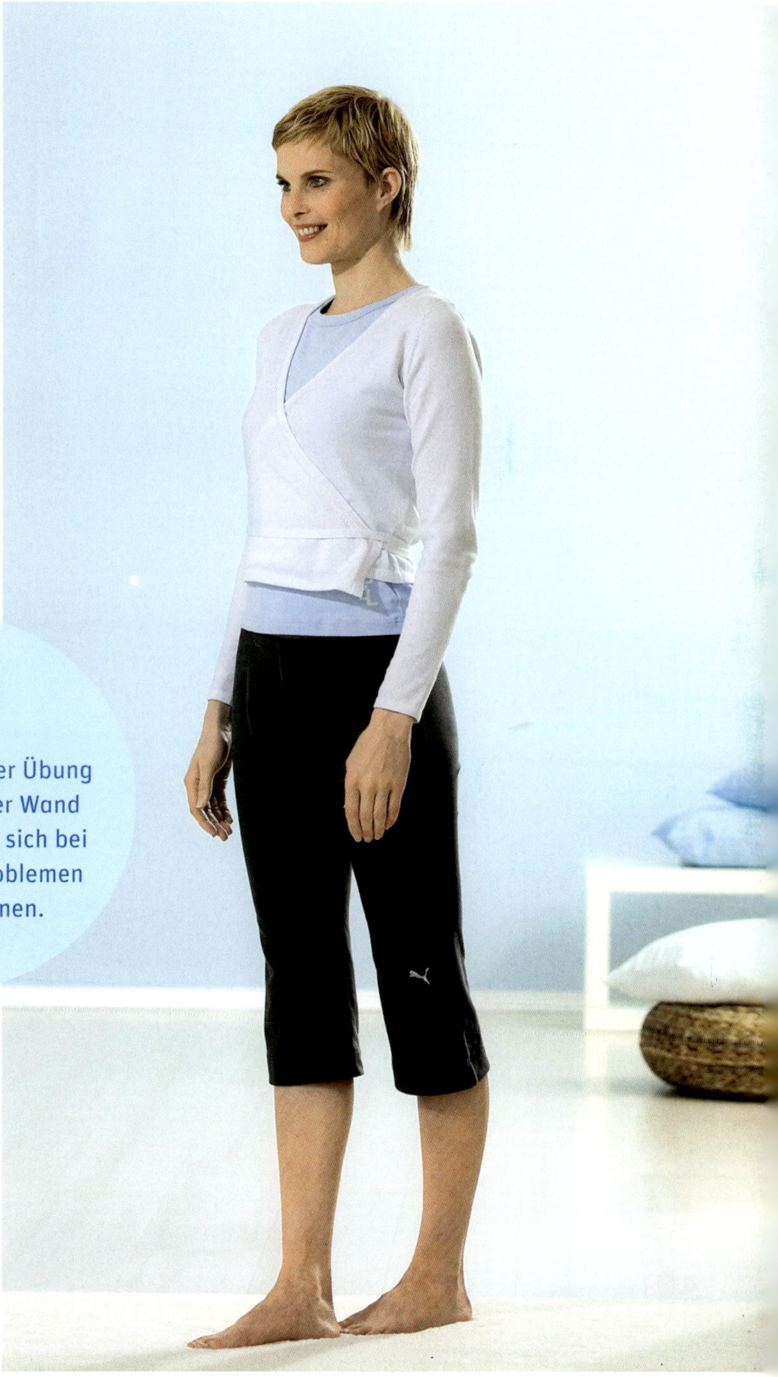

1. Platzieren Sie Ihre Füße direkt hintereinander. Die Ferse des vorderen Fußes berührt dabei die Spitze des hinteren Fußes.
2. Ziehen Sie den hinteren Fuß nach vorn und setzen Sie ihn direkt vor den vorderen. Die Ferse des nun vorderen Fußes setzt wieder direkt an der Spitze des hinteren Fußes an.

Wichtig: Achten Sie auf einen geraden Oberkörper und schauen Sie nicht nach unten. Für eine bessere Balance können Sie die Arme seitlich halten.

Tipp

Gehen Sie bei dieser Übung unbedingt an einer Wand entlang, damit Sie sich bei Gleichgewichtsproblemen festhalten können.

Anfänger:
3 x 10 Schritte

Fortgeschrittene:
3 x 12 Schritte

Profis:
3 x 15 Schritte

Einbeinstand mit Festhalten

Anfänger:
3 x 3 Wiederholungen je Seite

Fortgeschrittene:
4 x 3 Wiederholungen je Seite

Profis:
5 x 3 Wiederholungen je Seite

1. Stellen Sie sich aufrecht hin, die Füße sind hüftbreit auseinander. Stützen Sie sich mit der linken Hand an einem Stuhl ab.
2. Verlagern Sie dann das Körpergewicht auf das rechte Bein und heben Sie das linke vom Boden ab. Das Knie geht dabei nach vorn. Position 10 Sekunden halten, dann das andere Bein anheben.

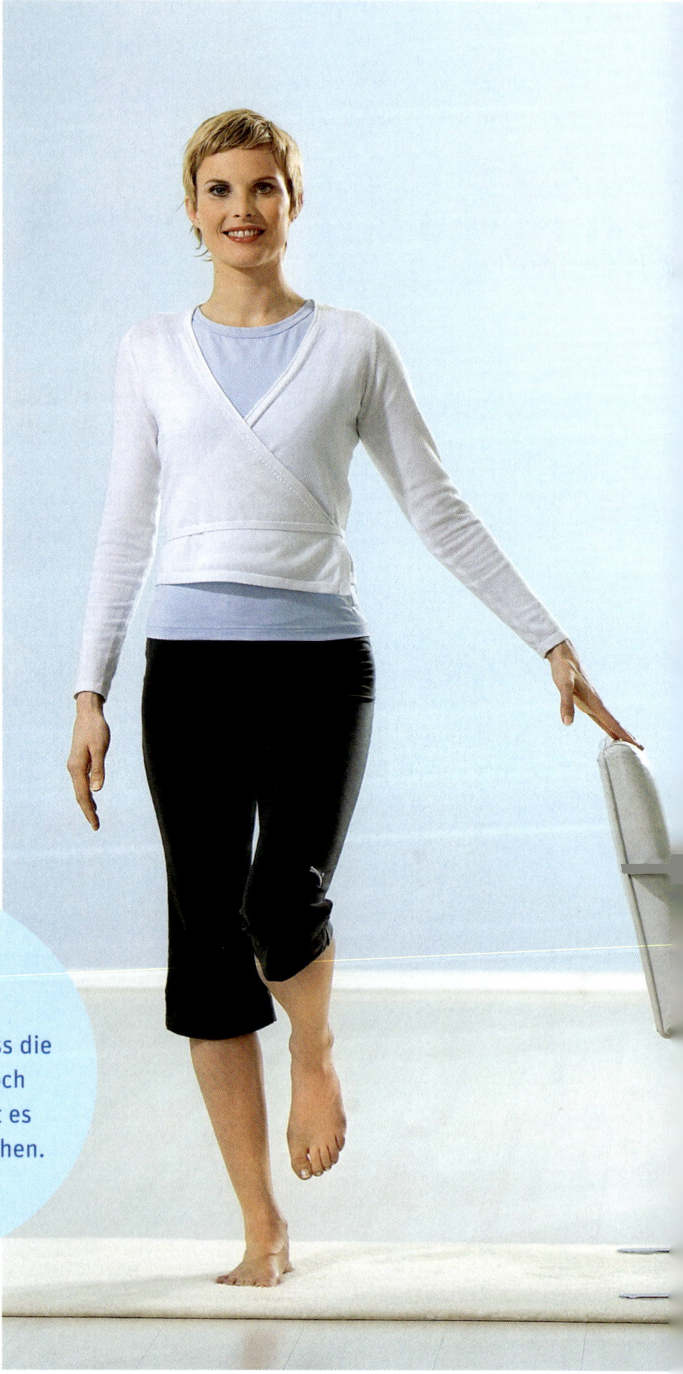

Tipp

Achten Sie darauf, dass die Lehne des Stuhls hoch genug ist, sonst fällt es schwer, gerade zu stehen.

Kraft

Vor allem wenn Sie sich schon lange nicht mehr körperlich betätigt haben, gibt es deutliche Defizite bei der Muskelkraft. Balanced Fitness gleicht diese schnell wieder aus.

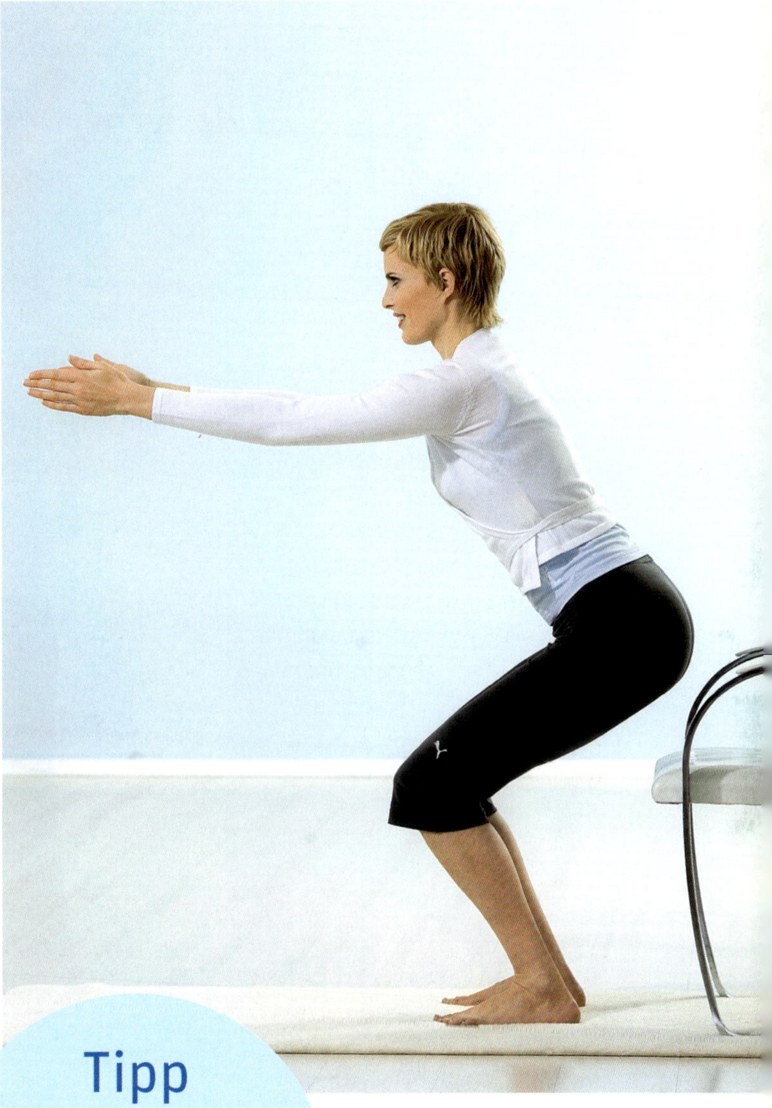

Hinsetzen und Aufstehen

Anfänger:
5 x wiederholen

Fortgeschrittene:
8 x wiederholen

Profis:
10 x wiederholen

1. Setzen Sie sich aufrecht auf den vorderen Bereich eines Stuhls oder eines Hockers.
2. Nehmen Sie die Arme nach vorn und versuchen Sie dann ohne Schwung und nur mithilfe der Beinkraft langsam (4 Sekunden) aufzustehen bis zur fast vollständigen Streckung der Beine. Dann langsam (4 Sekunden) wieder hinsetzen.

Tipp

Wenn die Beinmuskulatur noch zu schwach ist, können Sie sich beim Aufstehen auch ein wenig mit den Händen abstützen.

Beidbeiniges Fersenheben mit Festhalten

Anfänger:
5 x wiederholen

Fortgeschrittene:
8 x wiederholen

Profis:
10 x wiederholen

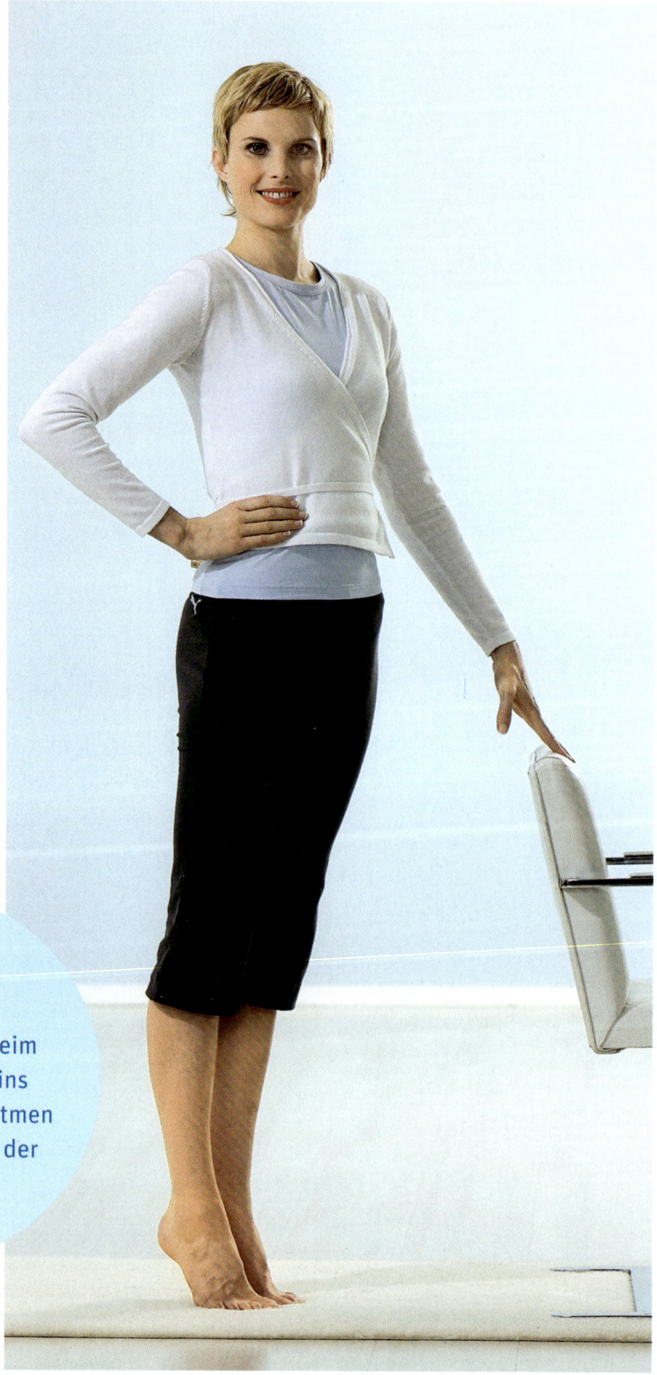

1. Stellen Sie sich aufrecht neben einen Stuhl. Falls nötig, können Sie sich an der Lehne etwas festhalten. Die Beine sind dicht beieinander.
2. Drücken Sie sich nun langsam (4 Sekunden) in den Zehenstand. Senken Sie die Füße dann langsam (4 Sekunden) wieder, ohne die Fersen ganz abzusetzen.

Tipp

Achten Sie darauf, beim Hochdrücken nicht ins Hohlkreuz zu fallen. Atmen Sie langsam im Takt der Bewegung.

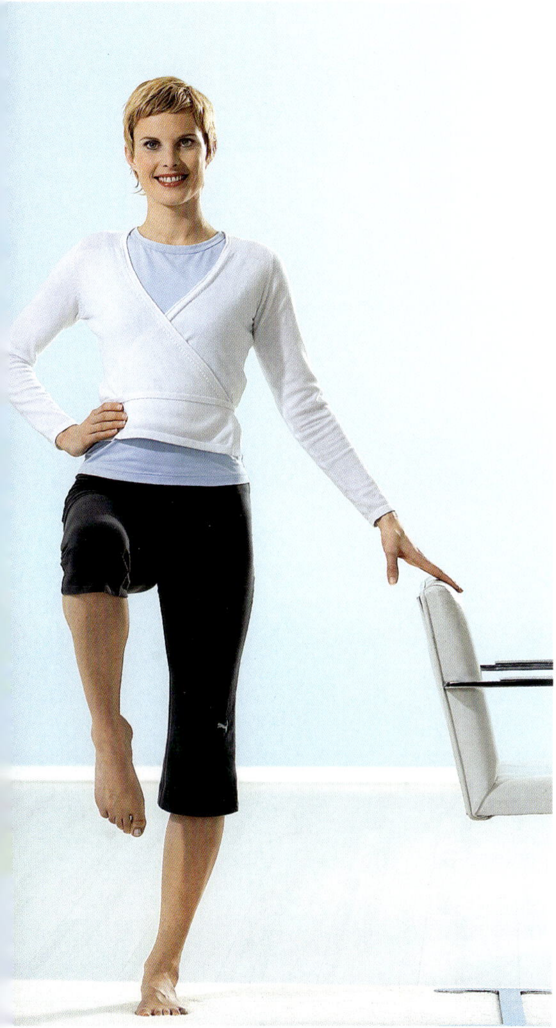

Beinheben vorwärts und seitwärts

1. Stellen Sie sich aufrecht hin und stützen Sie sich mit der linken Hand an einem Stuhl ab. Dann heben und winkeln Sie das rechte Bein langsam (4 Sekunden) an, bis der Oberschenkel im 90-Grad-Winkel zum Oberkörper ist.
2. Das angewinkelte Bein langsam zur Seite führen. Strecken und senken Sie das Bein dann und bringen Sie es langsam wieder zur Ausgangsposition zurück.
3. Machen Sie die vorgegebene Anzahl an Wiederholungen und wechseln Sie dann die Seite.

Variante: Statt das Bein zu beugen, kann man es auch gestreckt und nur leicht angehoben zur Seite führen. Das vereinfacht die Ausführung.

Anfänger:
5 x je Seite wiederholen

Fortgeschrittene:
8 x je Seite wiederholen

Profis:
10 x je Seite wiederholen

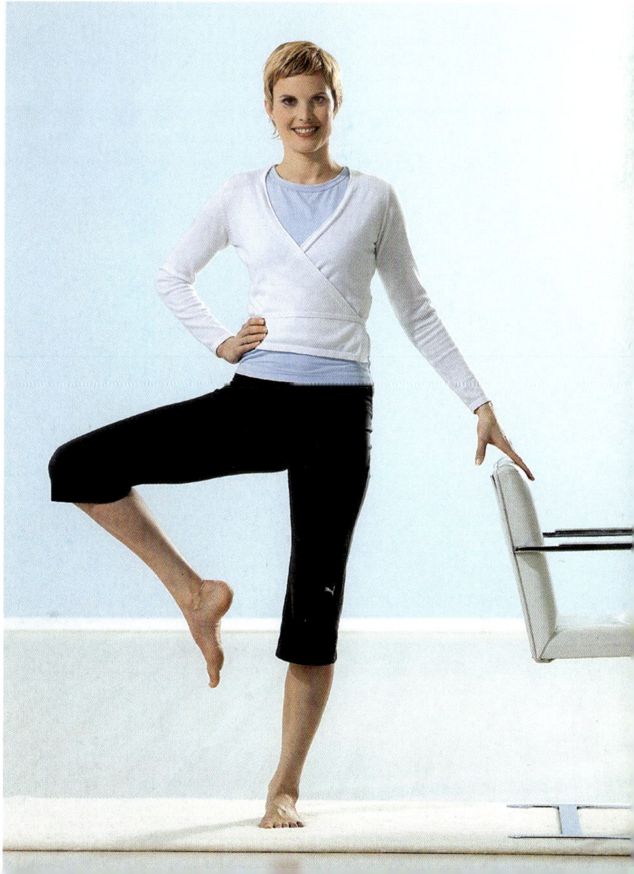

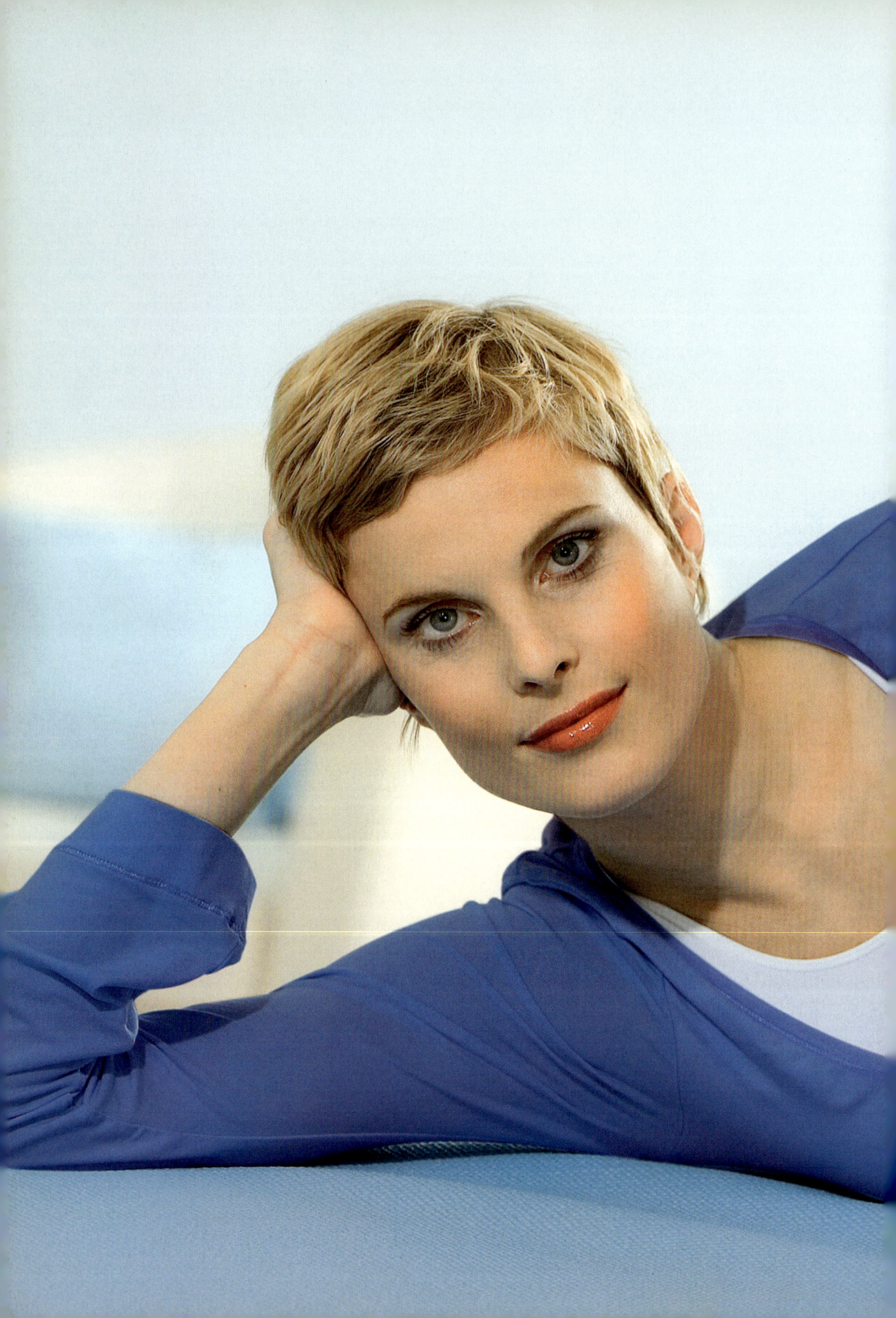

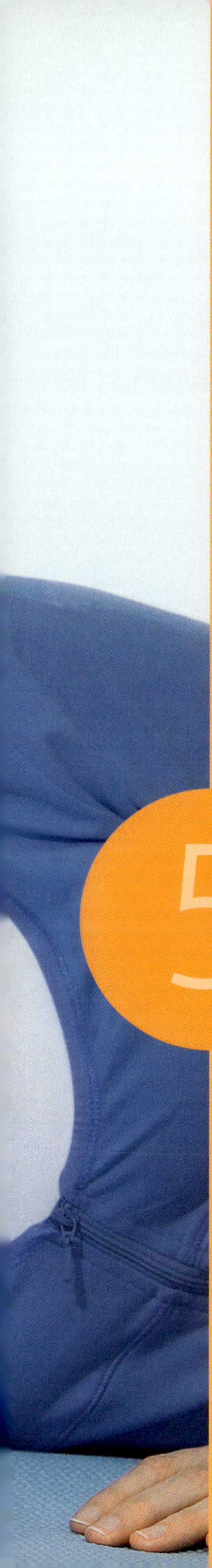

5

Das Wohlfühl-programm mit Balanced Fitness

Alles im Gleichgewicht, das Leben im Lot –
dazu bedarf es nicht nur
körperlicher Fitness, auch die Seele
muss in Balance sein.
Nur so können wir den Alltag und
seine Anforderungen gelassen,
ruhig und ohne Anstrengung meistern.
Balanced Fitness hilft Körper und Geist ins
Gleichgewicht zu bringen.

Alles im Lot

Mens sana in corpore sano – eine gesunde Seele in einem gesunden Körper – heißt es bei dem römischen Dichter Juvenal (1. u. 2. Jh.). Aber neben der physischen Gesundheit braucht es noch etwas mehr, denn unser inneres Gleichgewicht wird von einer Vielzahl von Faktoren beeinflusst.

Positiver und negativer Stress

Den Aufgaben des Alltags ruhig und gelassen entgegensehen, wenn nötig hellwach und voller Energie zupacken und das Schicksal in die eigenen Hände nehmen – wer träumt nicht davon. Oft sieht unser Leben aber ganz anders aus: Kaum geschieht etwas Unvorhergesehenes, droht alles über einem zusammenzubrechen. Jeder Mensch reagiert dann anders. Einige empfinden solche Situationen als Druck, Belastung und Anstrengung, andere sehen sie als Herausforderung, als eine Möglichkeit zu zeigen, was in ihnen steckt. In beiden Fällen sprechen wir von Stress: dem negativen, krank machenden Stress (Distress) oder dem gesunden, fordernden Stress (Eustress).

Im heutigen Sprachgebrauch hat der Begriff Stress meist die negative Bedeutung. Er steht für einen unangenehmen seelischen Zustand. Den positiven Eustress lassen wir gerne unter den Tisch fallen.

Wenn Stress krank macht

Normalerweise wird der Körper mit akuten Stresssituationen gut fertig und ist in der Lage, sich ihnen anzupassen. Ausschlaggebend dafür, ob Stress krank macht, ist, wie lange und wie häufig wir ihm ausgesetzt sind. Dauert der Stress über einen längeren Zeitraum an, verlieren wir allmählich die Fähigkeit, uns den Stresssituationen anzupassen, und die Fähigkeit, zwischen dem negativen und dem positiven Stress zu unterscheiden. Dann treten psychische, hormonelle und körperliche Veränderungen auf, die uns langsam, aber sicher krank machen.

Ärzte sind sich heute einig, dass viele Krankheiten ursächlich mit Stress zu tun haben (siehe Kasten). Die Weltgesundheitsorganisation WHO spricht in diesem Zusammenhang bereits von einer Seuche.

Balanced **Tipp**

Das kann dauernder Stress auslösen:

- Schwindelgefühle
- Ohrensausen
- Spannungskopfschmerzen
- Verdauungsbeschwerden
- Herz-Kreislauf-Beschwerden
- Rückenschmerzen
- Muskelverspannungen

Das Gleichgewicht zwischen Sympathikus und Parasympathikus

Ob wir über ein volles Energiereservoir verfügen oder nicht, hängt ursächlich mit unserem vegetativen Nervensystem zusammen. Denn dort sitzen zwei ganz wichtige Nervenäste: der Sympathikus und der Parasympathikus. Der Sympathikus regt an, der Parasympathikus hemmt. Sie stehen sich als Gegenspieler gegenüber und haben direkten Einfluss auf viele Vorgänge in unserem Körper, da sie eine äußerst feine Regulation der Organtätigkeit ermöglichen.
Beispiel: Sie sitzen entspannt in Ihrem Sessel, trinken eine Tasse heißen Tee und lesen in einem guten Buch. Jetzt hat der Parasympathikus das Kommando. Er lässt das Herz ruhig schlagen und entspannt die Muskeln. Doch dann klingelt das Telefon. Eine gute Freundin ruft an und braucht dringend Ihre Hilfe. In Bruchteilen von Sekunden übernimmt der Sympathikus die Kontrolle, treibt den Herzschlag in die Höhe und schüttet die Wachmacherhormone Adrenalin und Noradrenalin aus. Wenn das Problem dann gelöst ist und Ruhe einkehrt, tritt wieder der Parasympathikus in Aktion.
Sympathikus und Parasympathikus sollten stets in einem insgesamt ausgeglichenen Verhältnis arbeiten. Bei zu viel Stress übernimmt der Sympathikus das Kommando. Das ist zunächst nicht schlimm und hat durchaus seinen Nutzen. Doch wenn der Körper gar nicht mehr zur Ruhe kommt, der Parasympathikus ständig unterdrückt wird, leiden Psyche und Immunsystem. Aktive Entspannung kann helfen, das Gleichgewicht zu erhalten.

Balanced **Info**

Es gibt unzählige Ratgeber und Tipps, die dabei helfen sollen, mit zu viel Stress fertig zu werden. Doch die meisten Methoden sind mit den Gegebenheiten des Alltags kaum vereinbar. Wer im zehnten Stockwerk eines Mietshauses wohnt, ist meist nicht in der Lage, jeden Morgen über eine taufrische Wiese zu laufen. Eine Mutter mit zwei kleinen Kindern kann sich nicht für eine Stunde zurückziehen, wenn die Kleinen schreien. Suchen Sie also Ihren individuellen Freiraum, um die Vorschläge in diesem Buch umzusetzen.

Die innere Uhr – Taktgeber des Lebens

Jeder von uns trägt eine innere Uhr in sich. Sie hat großen Einfluss auf uns und schaltet uns ein und aus wie ein batteriebetriebenes Spielzeug. So erhöht sie den Puls, wenn wir in den Tag starten, und senkt ihn abends. Durch sie werden wir müde, und sie legt uns schlafen, wenn sie die Körperenergie für wichtigere Dinge braucht.
Unsere innere Uhr, die unhörbar in unserem Körper tickt, teilt unseren Tag rhythmisch in verschiedene Abschnitte. Mehr als 100 dieser Rhythmen konnten Forscher bislang nachweisen. Sechs davon sind allein für den Schlaf zuständig.
Wir wissen heute, dass es aufgrund der inneren Uhr für alle Dinge des Lebens einen optimalen Zeitpunkt im Laufe des Tages gibt.

Das gilt natürlich auch für Fitness, Erholung und Entspannung. Doch leider ist es nicht immer möglich, in völligem Einklang mit der inneren Uhr zu leben. Nicht selten diktieren Termine, Regeln und Arbeitszeiten unser Leben und bringen uns aus dem Takt. Doch wenn Sie den Rhythmus Ihrer inneren Uhr kennen, können Sie Ihren Tag bestmöglich auf ihn einstellen.

Der 24-Stunden-Rhythmus

Die noch junge Forschungsrichtung, die sich mit dem Takt der inneren Uhr beschäftigt, heißt Chronobiologie. Ihr verdanken wir auch die Erkenntnis, dass der wichtigste Taktgeber des Lebens das Licht ist. Der Unterschied zwischen Tag und Nacht, Hell und Dunkel regelt Körpertemperatur und Hormonspiegel. Wer weiß, wann der Körper auf Hochtouren arbeitet und wann er eine Auszeit benötigt, kommt besser durchs Leben:

5 Uhr: Der Körper bereitet sich ganz langsam auf den kommenden Tag vor. Er schüttet die Muntermacherhormone Adrenalin und Cortisol aus.

6 Uhr: Cortisol- und Adrenalinspiegel erreichen ihre Höchstwerte. Die Konzentration der beiden Hormone ist sechsmal so hoch wie in der Nacht. Diese Maßnahme ist sehr sinnvoll, denn der erhöhte Hormonspiegel stärkt die Abwehrkräfte und hilft dem Körper, besser mit Stress umzugehen.

Wer jetzt aufstehen muss, sollte sich eine warm-kalte Wechseldusche gönnen. Das kostet zwar Überwindung, bringt aber den Körper in Schwung – das Cortisol durchflutet den Körper dann noch besser. Wenn Sie sich nicht zum kalten Wasser durchringen können, bauen Sie stattdessen die folgende Zwei-Minuten-Übung in den Alltag ein:

Atemübung

1. Stellen Sie sich mit schulterbreit geöffneten und ganz leicht gebeugten Beinen direkt nach dem Aufstehen vor ein offenes Fenster.
2. Schließen Sie noch einmal die Augen und atmen Sie zunächst ganz ruhig tief durch.
3. Dann atmen Sie noch etwas tiefer. Während des Einatmens führen Sie die Arme langsam nach oben, in der intensiven Ausatemphase lassen Sie die Arme nach unten fallen und gehen dabei leicht in die Hocke. Sie werden sehen: So gelingt der Start in den Tag optimal.

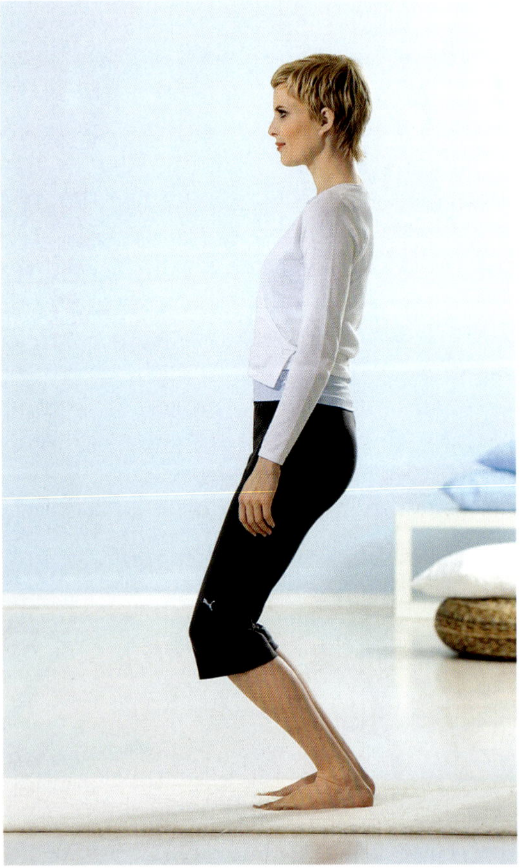

7 Uhr: Blutdruck und Puls steigen an, Konzentration und Leistungsfähigkeit nehmen zu. Zeit zum Frühstücken, denn jetzt wird die Nahrung am besten in Energie und am wenigsten in Fett umgesetzt.

8 bis 11 Uhr: Der Körper kommt immer besser auf Touren und erreicht zwischen 10 und 11 Uhr sein absolutes Leistungshoch. Ideal für 20 Minuten Balanced Fitness.

12 Uhr: Der Höhepunkt der geistigen Leistungsfähigkeit ist erreicht. Der Serotoninspiegel steigt an, macht Appetit auf Eiweiß und Fett – also höchste Zeit fürs Mittagessen.

13 bis 15 Uhr: Der Körper schaltet wieder auf Sparflamme. Der Blutzuckerspiegel sinkt, der Säurespiegel des Magens steigt an. Wer kann, darf nach dem Essen ein Nickerchen halten. Mehr als 20 Minuten sollten es aber nicht sein, sonst stört das den Nachtschlaf. Noch besser: Nutzen Sie die Zeit für eine Entspannungsübung (siehe Seite 122 ff.).

16 bis 20 Uhr: Ab 16 Uhr treibt der Körper auf sein zweites Leistungshoch zu – Blutdruck und Kreislauf sind im grünen Bereich. Jetzt ist wieder die ideale Zeit für das Balanced-Fitness-Programm.

20 bis 22 Uhr: Langsam stellt sich der Körper wieder auf Ruhe ein. Der Magen-Darm-Trakt reduziert seine Tätigkeit. Deshalb sollte man – wenn überhaupt – nur noch ein leichtes Abendessen zu sich nehmen.

In der Ruhe liegt die Kraft

Es ist ein Zeichen unserer Zeit: In Eile zu sein gilt als schick. Hektik – besonders im Job – scheint ein Statussymbol zu sein. Wer sich dagegen mal ein paar Auszeiten gönnt, wird mit Argwohn betrachtet. Doch ein permanentes Leben auf der Überholspur führt definitiv ins Leere. Jeder Mensch braucht Ruhephasen, um die ausgebrannten Akkus wieder aufzuladen. Nur so finden Körper und Geist zur Balance. Konzentrieren Sie sich also auf das Wesentliche.

Erstens: Gestehen Sie sich zu, dass Sie der wichtigste Mensch in Ihrem Leben sind. Das hat nichts mit Egoismus zu tun, sondern damit, dass Sie auf sich achten. Davon profitieren auch Ihre Familie und der Job.

Zweitens: Nehmen Sie Ihr Leben selbst in die Hand. Es hängt zum größten Teil von Ihnen selbst ab, wie glücklich Sie sind. Gönnen Sie sich Auszeiten für Ihr Fitnessprogramm, widmen Sie Ihrem Körper mehr Aufmerksamkeit mit ein paar Minuten Entspannung. Nur so bleibt er gesund und leistungsfähig.

Balanced **Info**

14 Stunden durcharbeiten? Das ist völlig unmöglich. Selbst der größte Workaholic lässt alle 90 Minuten alles liegen und stehen, geht zur Toilette oder trinkt eine Tasse Kaffee. Denn, ohne dass wir es merken, übernimmt der biologische Wecker das Kommando. Er »klingelt« in festen Zeitabständen (etwa 90 Minuten) und sorgt für eine kleine Auszeit. Das ist vor allem für kreative Menschen gelegentlich unangenehm, denn nach der kurzen »Ruhephase« fällt ihnen zunächst partout nichts mehr ein. Doch sollte niemand dagegen ankämpfen, sondern auf seine innere Uhr hören.

Die besten Relax-Strategien

Gegen Stress hat noch niemand eine Medizin erfunden. Eigentlich ist das auch nicht nötig, denn es gibt einige sehr effektive und nebenwirkungsfreie Möglichkeiten, dem Alltagsstress zu entkommen.

Wege aus dem Stress

Es gibt verschiedene Arten, mit Stress fertig zu werden. Entweder Sie versuchen ihn von vornherein zu vermeiden – was natürlich leichter gesagt als getan ist. Der zweite Weg ist es, bestimmte Entspannungsmethoden zu nutzen, die den Stress von Ihrer Seele fern halten beziehungsweise ihn kontrollieren. Es gibt einige sehr bewährte Techniken, die helfen, die schädliche Anspannung besser zu bewältigen. Sie sind leicht zu erlernen. Auf den folgenden Seiten haben wir die wichtigsten Relax-Strategien für Sie zusammengestellt.

Musiktherapie – das geht ins Ohr

Entspannung mit Musik ist sicherlich die unkomplizierteste Möglichkeit, Ruhe und Ausgeglichenheit zu erlangen. Ganz entspannt liegen Sie da und konzentrieren sich auf die Melodien, die Ihr Ohr erreichen. Langsam entspannt sich der Körper, ein wohliges Gefühl durchströmt Sie. Zahlreiche Studien beweisen, dass der menschliche Organismus und die Psyche von den Frequenzen der Musik positiv beeinflusst werden. Musik löst in Ihrem Gehirn Schwingungen aus, die je nach Art der Töne und Klänge sowohl positive Emotionen auslösen als auch heilsame Wut und Tränen hervorrufen können. Auch unsere Atmung stellt sich auf den Rhythmus der Musik ein.

Natürlich ist nicht jede Musikrichtung ideal für die Entspannung. Zunächst ist es wichtig, dass die Lautstärke nicht zu hoch ist. Auch darf es keine Tempowechsel geben. Die Melodien sollten möglichst nicht bekannt sein. Musik anderer Kulturkreise eignet sich wegen der fremdartigen Töne häufig nicht. Völlig kontraproduktiv sind harte, scharfe oder rhythmusbetonte Klänge.

> **Balanced Tipp**
>
> Eine große Auswahl geeigneter Entspannungsmusik finden Sie in CD-Läden unter der Rubrik »Chill out«. Mittlerweile gibt es aber auch spezielle Entspannungs-CDs.

Autogenes Training – Ruhereise ins Ich

Sich trotz eines übermäßig anstrengenden Tages ausgeglichen, ruhig und erholt fühlen, die Streitereien der Kinder und die Unordnung, die sie überall hinterlassen, als nebensächlich erachten – autogenes Training macht es möglich. Die so genannte konzentrative Selbstentspannung ist eine bewährte

Technik, bei der die gewünschten körperlichen und seelischen Vorgänge suggestiv hervorgerufen werden. Suggestiv meint, dass man seine Stimmung mittels positiver Gedanken günstig beinflusst. Besonders praktisch am autogenen Training ist, dass Sie es, wenn Sie es beherrschen, jederzeit, an jedem Ort und ohne Hilfsmittel durchführen können.

Obwohl man sich die Methode auch selbst beibringen kann, ist es besser und einfacher, einen Kurs zu besuchen. Viele Krankenkassen bieten entsprechende Lehrgänge für ihre Versicherten kostenlos an. Auch an den Volkshochschulen gibt es Kurse.

Progressive Muskelentspannung nach Jacobson

Sich fallen lassen, seinen Körper von oben bis unten spüren, Verspannungen lösen, sich selbst etwas Ruhe gönnen: Das ist das Wesen der progressiven Muskelentspannung, die der Arzt Edmund Jacobson schon vor mehr als 90 Jahren entwickelte.

Die Technik nutzt die besonderen Eigenschaften der Muskulatur: Bei Anspannung schieben sich die Muskelfasern wie bei einem Teleskop ineinander. Wird die Spannung gelöst, rutschen die Fasern wieder auseinander. Eine gewisse Grundspannung bleibt aber immer erhalten – sogar während des Schlafens. Diese Spannung bezeichnet man als Muskeltonus. Während des Schlafens ist er am geringsten, bei körperlichen Tätigkeiten steigt er deutlich an. Aber nicht nur physische Belastungen können den Muskeltonus erhöhen: Auch Stress, Angst, Nervosität oder sonstige psychische Anspannung können dies bewirken und führen somit oft zu Verspannungen.

Balanced **Info**

Es gibt zwei Wege, um sich zu entspannen: den körperlichen und den geistigen. Körperlich heißt, dass man sich bewusst auf seine Atmung konzentriert und dass man seine Muskeln gezielt anspannt und wieder löst. Bei der geistigen Entspannung geht es darum, seine Gedanken zu kontrollieren und sie von stressigen Alltagssituationen wegzulenken. Beides braucht eine wenig Übung. Unser Tipp: Besuchen Sie einen Entpannungskurs an der Volkshochschule oder in einem Fitnessstudio. Unter Anleitung lernen Sie schneller und können die Übungen bald allein durchführen.

Dieses Phänomen geht auf das urzeitliche Räuber-Beute-Verhalten zurück. Droht Gefahr, schüttet der Körper die Stresshormone Adrenalin und Noradrenalin aus. Es kommt zu einer Blutdrucksteigerung und Pulserhöhung. Die Verdauung läuft auf Sparflamflamme, und die frei werdende Energie wird den Skelettmuskeln zur Verfügung gestellt. Die Atemfrequenz steigt, die Durchblutung der Hautgefäße in den Extremitäten nimmt ab. All dies dient dazu, den Körper für ein schnelles Entkommen beispielsweise vor einem angreifenden Raubtier bereit zu machen. Ist die Gefahr nach geglückter Flucht vorbei, gibt der sich entspannende Muskel eine Rückmeldung an das zentrale Nervensystem. Chemische Botenstoffe werden ausgeschüttet und liefern dem Gehirn die Information, dass der

Alarmzustand beendet ist. Die Folge: Die Produktion des Adrenalins wird eingestellt, Herzschlag und Blutdruck sinken.
Leider ist dieser Mechanismus nach wie vor fest in der hormonellen Steuerung unseres Köpers verankert, obwohl wir nur selten in derart extreme Gefahrensituationen kommen. Bei jeder Stresssituation in der heutigen Zeit – die natürlich in der Regel nicht lebensbedrohend ist – läuft das alte Schema ab, ohne dass die Muskulatur die Rückmeldung »Entspannung!« an das Gehirn gibt. Es hat ja auch keine Fluchtreaktion stattgefunden.
Genau hier setzt das bahnbrechende Konzept der progressiven Muskelentspannung an und nutzt dabei eine bestimmte physiologische Eigenschaft des Muskelapparates. Durch einfache Übungen wird die Muskulatur so beeinflusst, dass sie das »Entspannungssignal« an das Gehirn aussendet.
Die Übungseinheiten laufen alle nach dem gleichen Schema ab: Nacheinander werden alle Muskelgruppen des Körpers (Arme, Gesicht, Hals, Nacken, Bauch, Rücken und Beine) willentlich für ein paar Sekunden angespannt und dann wieder entspannt. Schon nach kurzer Zeit stellt sich ein angenehmer Entspannungseffekt ein.
Wie auch beim autogenen Training sollte man die Technik unter Anleitung erlernen (Volkshochschulen, Krankenkassen). Zwölf Sitzungen reichen in der Regel aus. Ganz wichtig ist regelmäßiges Üben. Mindestens dreimal wöchentlich für etwa eine halbe Stunde. Nur so lernt der Muskel, sich immer schneller zu entspannen. Wer die Technik richtig beherrscht, kann sie schließlich überall nutzen. Im Büro, im Haushalt oder unterwegs – die Übungen im Sitzen oder Stehen eignen sich ideal für die schnelle Entspannung zwischendurch. Nur ganz selten kann es zu Nebenwirkungen, wie Müdigkeit, Konzentrationsstörungen oder Kreislaufproblemen sowie unangenehmen Gefühlen von Kontrollverlust, kommen.

Visualisieren – die Macht der Gedanken

Unser Gehirn ist ein faszinierendes Wunderwerk der Natur (siehe Seite 30). Das komplexe Gebilde aus unzähligen Nervenfasern ermöglicht uns das logische Denken. Doch manchmal kann man die Schaltzentrale in seinem Kopf austricksen. Denn gelegentlich tut sie sich ganz schön schwer im Unterscheiden zwischen Fiktion und Wirklichkeit. Eine kleine entspannende Reise in die Fantasie, an einen Ort, an dem Sie sich geborgen und glücklich fühlen, kann vom Gehirn als reale Situation aufgefasst und zu einem echten Wellness-Trip werden.
Es geht ganz einfach: Suchen Sie sich einen ruhigen Ort und sorgen Sie dafür, dass Sie für ein paar Minuten völlig ungestört sind. Atmen Sie tief durch die Nase ein und durch den Mund wieder aus, bis Sie sich gut entspannt fühlen. Lassen Sie dann vor Ihrem geistigen Auge einen Ort entstehen, an dem Sie sich rundum wohl fühlen. Vielleicht erinnern Sie sich an einen besonders schönen Urlaub, an das Baumhaus, in dem Sie sich als Kind verkrochen haben, wenn Sie Ihre Ruhe wollten, oder an einen anderen Platz, an dem Sie Entspannung und Wohlbefinden erlebt haben. Lassen Sie Ihrer Fantasie einfach freien Lauf, fliegen Sie dem Alltag davon.
Bevor Sie sich dann wieder in die Realität verabschieden, sollten Sie den Blick an die-

sem wunderschönen Ort noch einmal schweifen lassen und das Bild in sich aufnehmen. Dann zählen Sie in Gedanken ganz langsam von zehn rückwärts bis null, öffnen die Augen, räkeln und strecken sich. Jetzt sind Sie wieder »ganz da«.

Richtig atmen

Von der ersten bis zur letzten Minute unseres Lebens ist er unser ständiger Begleiter – der Atem. Ohne ihn könnten wir nicht leben. Beim Einatmen wird Sauerstoff über die Lunge und das Blut in jede Körperzelle transportiert. Beim Ausatmen scheiden wir Kohlendioxid aus, das bei der Verbrennung der mit der Nahrung aufgenommenen Nährstoffe entsteht. Bliebe das Kohlendioxid im Körper, würde es ihm schaden.

Obwohl das Atmen also lebensnotwendig ist, schenken wir ihm in der Regel viel zu wenig Aufmerksamkeit. Bei den meisten Menschen läuft die Atmung mehr oder weniger unbewusst ab, und irgendwie holen wir uns die Luft zum Atmen. Aber dabei atmen wir häufig nicht tief und gleichmäßig, sondern flach und viel zu schnell. Die Folge der »schlampigen« Atmung: Dem Gehirn steht weniger Sauerstoff zur Verfügung. Wenn wir in Stress geraten, verschlimmert sich dieser Effekt, da wir unter Anspannung automatisch schneller und flacher atmen (siehe Seite 123).

Es wird also Zeit, mehr auf den Atem und damit auf die optimale Sauerstoffversorgung zu achten. Deshalb unser Rat in stressigen Situationen: Machen Sie eine ganz einfache Atemübung. Viele von uns müssen das richtige Atmen erst wieder lernen. Glücklicherweise geht das sehr schnell, denn es ist ja ein ganz natürlicher Vorgang.

Balanced **Tipp**

Zum Schluss haben wir noch einen ganz einfachen Tipp, um zu mehr Gelassenheit und Entspannung zu kommen: Herzhaft lachen! Lachen ist ein Allheilmittel. Es lässt Energien fließen, macht den Kopf frei, lässt Glückshormone sprudeln. Lachen entschärft jede noch so stressige Situation. Wussten Sie, dass Kinder 500-mal am Tag vor sich hingackern, kichern oder lachen, Erwachsene dies aber nur noch 20-mal täglich tun? Es wird Zeit, es den Kindern nachzumachen.

Atemübung

1. Setzen Sie sich im so genannten Kutschersitz auf einen Stuhl: Die Beine stehen etwa schulterbreit, die Ellenbogen sind auf die Oberschenkel gestützt. Der Kopf hängt locker nach unten.
2. Atmen Sie nun ruhig und tief, sodass Sie das Gefühl haben, der Atem würde sich im Körper überall frei bewegen.
3. Stellen Sie sich dann das Meer vor. Das immer währende Kommen und Gehen, das Auf und Ab der Wellen. Klinken Sie sich in den Rhythmus ein. Mit jeder kommenden Welle einatmen, und ausatmen, wenn die Welle geht. Das wirkt wunderbar entspannend.

Wenn Sie die Übung beendet haben, lassen Sie sich ein paar Minuten Zeit für die Rückkehr ins Alltagsleben. Klatschen Sie in die Hände oder geben Sie sich selbst einen Klaps. Das ist dann Ihr Zeichen, dass Sie wieder voll da sind.

Register

Wichtige Adressen

Aktion Gesunder Rücken (AGR) e. V.
Postfach 103
D-27443 Selsingen
Tel.: 0700/24711111 (12 Cent/Min.)
Fax: 0700/24722222 (12 Cent/Min.)
Internet: www.agr-ev.de

Kuratorium Knochengesundheit e. V.
Leipziger Straße 6
D-74889 Sinsheim
Servicetelefon: 09001/854525 (25 Cent/Min),
Mo.-Fr. 8.30–12.30 Uhr
Fax: 07261/64659
Internet: www.osteoporose.org

Deutsche Herzstiftung e.V.
Vogtstraße 50
D-60322 Frankfurt am Main
Tel.: 069/955128-0
Fax: 069/955128-313
Internet: www.herzstiftung.de
E-Mail: info@herzstiftung.de

Zentrum Für Muskel- und Knochenforschung
Charité – Universitätsmedizin Berlin
Campus Benjamin Franklin
Hindenburgdamm 30
D-12200 Berlin

Buchtipps

Bloss, Hans/Bloss, Christopher/Mahler, Iris:
Home-Fitness;
Knaur, München

Dargatz, Thorsten/Röwekamp, Andrea:
Aqua Fitness;
Copress Sport, München

Dargatz, Thorsten:
Joggen;
Copress Sport, München

Dargatz, Thorsten:
Rückenschmerzen – die neue 4-Säulen-Strategie;
Copress Sport, München

Dargatz, Thorsten:
Slow-Motion-Fitness;
blv, München

Hennig, Marita:
Progressive Muskelentspannung;
Knaur, München

Malcolm, Lorna Lee:
Fitness für Einsteiger;
Knaur, München

Mittermaier, Rosi/Bartl, Rainer, Prof. Dr. med.:
Stabile Knochen – mobiles Leben;
Knaur, München

Wilhelm, Andreas/Mittermaier, Rosi/
Neureuther, Felix:
Nordic Walking;
Knaur, München

Zintl, Fritz/Eisenhut, Andrea:
Ausdauertraining. Grundlagen, Methoden, Trainingssteuerung;
blv, München

Impressum

Danksagung

Wir bedanken uns bei den folgenden Firmen: Ikea, Eching für die kostenlose Bereitstellung der Requisiten unserer Fotoproduktion sowie Burckhardt PR Agentur für Sportkommunikation/USA PRO, Fitness- und Lifestyletextilien von Frauen für Frauen; Dancin'Ballett und Mode Vertriebsgesellschaft m.b.H./casall; Teneast pr/Venice Beach für die zur Verfügung gestellte Sportkleidung und YOGISTAR Vertriebs GmbH für die zur Verfügung gestellte Yogamatte.

Bibliografische Information
Die Deutsche Bibliothek
Die Deutsche Bibliothek verzeichnet diese Publikation in der Deutschen Nationalbibliografie; detaillierte bibliografische Daten sind im Internet über http://dnb.ddb.de abrufbar

Wichtiger Hinweis:
Die im Buch veröffentlichten Ratschläge wurden von Verfasser und Verlag sorgfältig erarbeitet und geprüft. Eine Garantie kann dennoch nicht übernommen werden. Ebenso ist die Haftung des Verfassers bzw. des Verlages und seiner Beauftragten für Personen-, Sach- und Vermögensschäden ausgeschlossen.

Bildnachweis:
Alle Bildmotive inkl. Motiv Cover stammen von Silvia Lammertz, München

© 2006 Knaur Ratgeber Verlage. Ein Unternehmen der Droemerschen Verlagsanstalt Th. Knaur Nachf. GmbH & Co. KG, München
Alle Rechte vorbehalten.

Das Werk einschließlich aller seiner Teile ist urheberrechtlich geschützt.
Jede Verwertung außerhalb des Urhebergesetzes ist ohne Zustimmung des Verlages unzulässig und strafbar. Das gilt insbesondere für Vervielfältigungen, Übersetzungen, Mikroverfilmungen und die Einspeicherung in elektronischen Systemen.
Es ist deshalb nicht gestattet, Abbildungen dieses Buches zu scannen, in PCs oder auf CDs zu speichern oder in PCs/Computern zu verändern oder einzeln und zusammen mit anderen Bildvorlagen zu manipulieren, es sei denn mit schriftlicher Genehmigung des Verlages.

Projektleitung: Bettina Huber
Redaktion: Christopher Hammond, München
Bildredaktion: Sylvie Busche (Ltg.), Markus Röleke
Herstellung: Veronika Preisler
Layoutkonzeption und Cover: Dorothee Griesbeck, Die Buchmacher, München
Satz: Gaby Herbrecht, Mindelheim
Reproduktion: Repro Ludwig, Zell am See
Druck und Bindung: Offizin Andersen Nexö Leipzig GmbH, Zwenkau

Printed in Germany

ISBN 13: 978-3-426-64378-5
ISBN 10: 3-426-64378-2

5 4 3 2 1

Weitere Titel aus den Bereichen Gesundheit, Fitness und Wellness finden Sie im Internet unter www.wohl-fit.de

www.knaur-ratgeber.de